中国社区
精神卫生政策演进
从项目到部门规范再到法律

CHINESE COMMUNITY–BASED
MENTAL HEALTH POLICY EVOLUTION:
A CASE STUDY

严 俊◎著

北京师范大学出版集团
BEIJING NORMAL UNIVERSITY PUBLISHING GROUP
北京师范大学出版社

图书在版编目（CIP）数据

中国社区精神卫生政策演进／严俊著 . -- 北京 ： 北京师范大学出版社，2024. 12（2025. 9 重印）. -- ISBN 978–7–303–30227–7

Ⅰ . R749.01

中国国家版本馆 CIP 数据核字第 2024M2Y601 号

ZHONGGUO SHEQU JINGSHEN WEISHENG ZHENGCE YANJIN

出版发行：北京师范大学出版社 https://www.bnupg.com
　　　　　北京市西城区新街口外大街 12–3 号
　　　　　邮政编码：100088

印　　刷：北京虎彩文化传播有限公司
经　　销：全国新华书店
开　　本：787 mm × 1092 mm　1/16
印　　张：17
字　　数：232千字
版　　次：2024年12月第1版
印　　次：2025年9月第2次印刷
定　　价：98.00元

策划编辑：姚祝耶　　　　　　　责任编辑：葛子森　姚祝耶
美术编辑：李向昕　　　　　　　装帧设计：李向昕
责任校对：陈　荟　　　　　　　责任印制：马　洁

序

严俊处长（精神卫生同行们至今更习惯叫她"严处"，因为她是卫生部精神卫生处首任处长，大家共事将近十年，所以姑且还这么叫吧）洋洋洒洒 20 多万字的大作摆在眼前已经两月有余。她嘱咐我写点东西，是序是跋倒也不讲究，我拖到今天才动笔。几年前，我受国家卫生健康委疾控局老领导委托，协助编撰《致为精神卫生共同奋斗的 70 年》，通过典型案例（精神专科医院发展史）和人物专访的方式，把近 20 年来中国社区精神卫生服务的演变历史以"块"的方式做了呈现。而严俊处长的新书，则是以"条"的方式，耐心细致地梳理了中国社区精神卫生政策从决策过程到写进《中华人民共和国精神卫生法》的全过程。作者虽然是当事人，却避免了当事人在叙述历史时过多卷入个人感情，而始终从理性客观的角度，把这个前后跨度 15 年、上连政府下牵居委会的庞大工程讲得清清楚楚。这大概也因为出身公共卫生领域的人做事，与临床医生有着天然的差异吧。想当年，社区精神疾病管理治疗项目（686 项目）"打工队"经常在开了一天会或参观、督导了一整天后，又连夜开小会，在大家说到兴头上时，严处总会以"这么做的依据是什么啊""这个工作依托哪个体系啊""钱从哪个口出啊""这事如果想坚持做下去，需要什么条件啊"一连串问题，把我们这些大夫从社区精神医疗服务工作的具体问题，拉回到体系建设、人员资质、财政保障、政策支持等这些公共卫生人才会考虑的要素上。参与686项目对精神科临床医生最大的收获，是补上了公共卫生这门课。这也是当时我在北京大学第六医院提议设立"公共精神卫生事业部"，设专岗从事公共精神卫生服务和研究的原因。这个部门临床医学的博士们，其中不少人又去读了公共卫生的硕士。时过境迁，现在国家层面的精神卫生工作主管部门又有变化，我一时也说不好我们当时的举措是太超前还是滞后了。

而严处本人在与"打工队"这些留过学、念过博士的成员长期相处后，也萌生了继续深造，攻读博士学位的念头，并且终于在2019年，利用繁忙的行政工作之余，修完必修课程，完成了博士论文的写作（即本书的雏形），顺利拿到了博士学位。我因686项目而跟政府职能部门打交道的这十几年，深刻体会到技术人员对于建设现代化国家的重要性。他们普遍都想做事，也知道把事情做成的路径，对专家比较尊重，也不太受其他事情左右。我想，实现伟大的中国梦，这类人员总应该越多越好。

我在给《致为精神卫生共同奋斗的70年》（网络版）作序时，写了一堆致谢，结果发出去就收到抗议，说把某些人漏掉了。所以最后我只想为本书的出版感谢一个人，就是作者本人。这本书的价值实在是如她自己所说的：既是史料，也是公共政策特别是公共卫生政策研究的重要参考。严处的著作，有为自己30多年疾病预防控制工作"画上句号"的意思，而我们国家的精神卫生工作，特别是公共精神卫生工作，仍然面临着新的挑战：把精神疾病患者作为一个家庭单元（特别是生育了子女的精神疾病患者家庭），如何帮助其恢复健康的家庭功能？如何做到保障患者权益和维护社会安全的平衡？除了在管的六类严重精神障碍，越来越多的青少年情绪行为问题、老年人的认知障碍，已经对个人和家庭造成了严重的负担，社区精神卫生服务还应该有哪些作为？……"江山代有才人出"，新问题留给新一代"打工队"和相关政府部门去解决，但是严处这本书，如果能够在行动前读一读，就一定有所裨益。

于欣　主任医师、教授

2024 年 6 月 19 日

目　录

第 1 章

引 言

1.1 研究背景与缘起

社区精神卫生服务是以在社区居住的全体居民为服务对象，主要依托社区的人力、物力、机构等资源开展的精神疾病预防、心理卫生保健服务，并为在社区居住的精神疾病患者提供就近的治疗、居家康复指导等持续性服务，是一个综合性的服务体系（范晓倩，栗克清，2015），是世界卫生组织等国际组织从 20 世纪 80 年代以来一直大力倡导的一种精神卫生服务的组织形式。

精神健康[①]是健康的重要组成部分。世界卫生组织（World Health

---

① "精神健康""心理健康"的英文都是 mental health。mental health 也被译为精神卫生、心理卫生，或者精神保健、心理保健，这些中文翻译词约定俗成地应用于不同场合。通常来说，精神卫生有两层含义：一是指精神健康、心理健康，二是指为提高人群精神健康水平所做的系统努力。精神卫生在概念上有广义、狭义之分。广义的精神卫生是和躯体健康相对平行的概念，包括研究心理和社会因素对健康与疾病的影响，以期预防和减少精神疾病发生，保持并提高精神健康水平，更好地生活和适应社会；狭义的精神卫生主要是预防和治疗精神疾病，提高对精神疾病患者的服务质量，减少复发，营造有利于康复的环境，促进康复（张明园，2012）。目前多数国家的精神卫生在很大程度上为狭义的精神卫生服务范畴。

Organization，WHO，2018）将健康定义为：健康不仅为疾病或羸弱之消除，而系体格、精神与社会之完全健康状态。同健康的其他方面相似，精神健康的决定因素不仅包括诸如是否有能力控制自己的思想、情感、行为以及与他人交往等个人特征，还包括了国家政策、社会保护、生活水平、工作条件以及社区社会支持等一系列社会文化经济等因素（WHO，2013）。精神卫生服务内容很广，包括从宣传教育、心理健康促进，到发现可能的患者和明确诊断，再到治疗和康复的全过程（何燕玲，2012）。精神卫生服务的成效，与医疗卫生服务体系的构成有关，与精神疾病患者及家属的配合程度有关，同时也与社会观念对精神卫生问题的认识有关（黄悦勤，2011；肖水源，2009）。因此，精神卫生工作需要纳入政府整体工作目标，在精神健康促进，精神疾病[①]预防、治疗和康复方面采取综合策略措施。

精神卫生服务具有医疗服务、社会管理和救助等多重属性。在一个人从出生到死亡的全部生命周期中，并不是每个人在每个阶段都拥有精神健康。一些思维、言语、行为等表现异于常人的精神疾病患者和一些具备社会攻击、危害行为的精神疾病患者，从古希腊、古罗马时代开始就接受了种种名目繁多的"治疗"，被关进收容所、疯人院、精神病院等，以保护社区和家人免受精神疾病患者的扰乱和伤害（陈一鸣，2011；张明园，2005）。但是，由于一直缺乏有效的治疗药物和办法，精神疾病患者仅仅被限制在收容所、疯人院、精神病院等机构的围墙内，而且患者住院越

---

① "精神疾病"（mental disease）与"精神障碍"（mental disorder）可以理解为同义词（张明园，2012）。精神障碍指各种原因导致的感知、情感和思维等精神活动的紊乱或异常，因而影响患者的功能活动，或造成患者明显的痛苦（引自《中华人民共和国精神卫生法》，以下简称《精神卫生法》）。在 2012 年 10 月《精神卫生法》颁布之前，我国精神卫生有关的学术资料、政府文件、宣传资料中，使用"精神疾病"一词的频率较高，也有使用"精神障碍"的表述。由于《精神卫生法》使用"精神障碍"的表述，该法律颁布后，关于精神卫生的资料、政府文件逐渐改为使用"精神障碍"一词。精神障碍包括一组病，有 10 个大类、72 小类，近 400 种疾病。为方便与《精神卫生法》颁布前的政府文件、文献资料等保持一致，本书主要采用"精神疾病"的表述；对于文献中使用"精神障碍"的，则使用原文献的表述。

久，状况越差（于欣，2012），患者的基本权益受到损害。

20 世纪 50 年代初，让·德莱（Jean Delay）和皮埃尔·德尼克（Pierre Deniker）发现氯丙嗪能够治疗精神疾病，开启了精神疾病的药物治疗时代（于欣，2012）。有效的治疗药物，使实施急性、慢性精神疾病患者分流治疗方案，即急症患者在医院接受急性住院治疗、慢性康复期患者在社区进行康复治疗成为可能。西方国家开始了精神病院的"去机构化"①运动，大批患者回到社区接受治疗和康复，社区精神卫生服务兴起（梁珊珊，刘艳，2014；周蔚，肖水源，2014）。进入 60 年代后，国际人权运动蓬勃发展，保护精神疾病患者权益的精神卫生立法运动在各国掀起高潮（谢斌 等，2000）。20 世纪 70 年代末，世界卫生史上具有里程碑意义的《阿拉木图宣言》提出"到 2000 年人人享有卫生保健"的目标，重申了世界卫生组织对健康的定义。世界卫生组织于 1988 年制定《1990—1995 年第八个总体工作规划》，其下的《保护和促进精神卫生规划》提出要推进、协调和支持各成员方实施 2000 年人人享有卫生保健战略，减少精神和神经系统疾患、酒精和药物滥用有关问题，并推进精神卫生技能、知识和认识与整个卫生保健与社会发展相结合。随后，世界卫生组织在 1990 年出版《将精神卫生保健纳入初级卫生保健中》，强调了需要将精神卫生工作与初级卫生保健结合在一起，在社区和家庭的参与下为精神疾病患者提供社区精神卫生服务。1996 年，"各国携起手来，促进精神卫生发展"的全球倡议发起（张立，1999）。1997 年 5 月世界卫生组织总干事在第五十届世界卫生大会上发言指出，精神和神经疾患影响成亿的人，未来的严峻挑战包括在社区初级卫生保健中改善精神卫生服务（WHO，

---

① 去机构化，即减少精神病院的床位数，甚至关闭大型精神病院，将急性、慢性精神疾病患者的治疗进行分流，在综合医院开设精神科急性住院病房治疗急症患者，将慢性康复期患者留在社区精神卫生机构治疗，使更多患者的治疗脱离医院在社区进行。参见：孙岩.（2017）."去机构化"与现代瑞典精神卫生服务体系的建立.山东大学.

1997）。20 世纪 90 年代推动精神卫生的全球倡议提出后，世界卫生组织在美洲区、东地中海区和欧洲区举办了 3 次高层会议和活动，产生了很好的效果（张立，1999），促进了各国政府高度重视精神卫生问题对社会产生的日趋上升的影响，社区精神卫生服务在欧洲、北美洲、亚洲的一些国家逐渐开展。2001 年世界卫生组织发表题为"精神卫生：新认识，新希望"的年度世界卫生报告，并将 21 世纪第一年的世界卫生日主题确定为精神卫生，号召各成员在初级保健中提供精神疾病治疗服务，在社区内提供精神卫生服务，建立社区、家庭和患者共同参与机制等（王立伟，张明园，2002）。2013 年，世界卫生组织制定《2013—2020 年精神卫生综合行动计划》（以下简称《行动计划》），确定全球精神卫生发展总目标：促进精神健康，预防精神障碍，提供患者照护，加强患者康复，促进人权并降低精神障碍患者的死亡率、发病率和残疾发生率。《行动计划》目标 2 建议各成员"在以社区为基础的架构中，提供综合、协同且能够响应的精神卫生和社会照护服务"；强调当前的全球精神卫生工作重点依然是社区精神卫生服务，尤其强调不同的服务提供者和不同等级的卫生机构之间的服务要有连续性，正式和非正式服务提供者之间应有效地合作，促进患者自我保健。同时，《行动计划》还将精神卫生的政策措施是否纳入国家法律制度，作为评价一个国家精神卫生发展的具体指标。

较之西方国家，1898 年我国才建立了具有现代意义的精神病院，然而到 1949 年全国精神病院只有 9 所，床位 1142 张，精神科专业医师 50~60 人（刘潇，2012；栗克清 等，2012）。20 世纪 50 年代以后，精神卫生工作受到政府高度重视，引进了胰岛素休克、电休克、氯丙嗪等现代技术和药物治疗精神疾病（栗克清 等，2012）。1958 年卫生部在江苏省南京市组织召开"全国精神疾病防治现场工作会议"（后又被称为"全国第一次精神卫生工作会议"），会议提出了"积极防治、就地管理、重点收容、开放治疗"的精神卫生工作指导原则（冉茂盛，张明园，1999）。之后，全国开始了第一次较大规模的在基层建设精神医疗机构和精神科病床的工作，各地兴建门诊医疗机构并提倡在综合性医院开展精神卫生服务，专业人员创立了符合当时国情的"药物、劳动、文娱体育和教育"四结合的综合治疗模式，一些城市建立了以街道康复站为主的精神疾病防治网络（张明园，严和骏，1990），农村也试点开展了以家庭病床为主的防治工作（刘潇，2012）。尽管这并不是真正将精神卫生整合入初级卫生保健中，但促进了有限的精神卫生服务资源得到最大化利用（于欣 等，2010）。由于 20 世纪60 年代中期至 70 年代中期我国发生"文化大革命"，第一次精神卫生下基层的努力中断（冉茂盛，张明园，1999）。

1978 年我国对外改革开放，开展社区精神卫生的倡议很快得到响应，一些大城市在社区建立工疗站、日托所等机构，部分地区的精神疾病三级防治网络已初具规模或者逐步完善（马世佩 等，1992；张明园，严和骏，1990）。1986 年卫生部、民政部、公安部在上海召开"全国第二次精神卫生工作会议"，我国社区精神卫生服务全面而迅速地跟上了国际发展脚步，各地建立了一批社区康复站、工疗站等服务机构（陈希希，肖水源，2004；冉茂盛，张明园，1999），开启了在全国范围内第二次推行社区精神卫生服务的努力。20 世纪七八十年代，北京四季青农村患者治疗模式、上海城市社区患者管理模式、山东烟台农村患者管理模式等受到世界卫生组织专家的高度赞扬（陈为富，2011）。90 年代初，浙江省在 8 个初级卫生保健示范县组织精神卫生社区服务，社区管理治疗患者的肇事肇祸事件明显下降（浙江省卫生厅，浙江省精神卫生工作办公室，1998；石其昌 等，1995）。这一时期，一项中国精神卫生发展史上里程碑式的行动——精神卫生立法在 1985 年由卫生部启动（李在科，2004；谢斌 等，2000），此后，卫生部组织有关医学、法学专家对精神卫生立法工作进行了调研论证，起草了精神卫生法草案并多次组织讨论和修改（谢斌，2013；丁巍，2006）。

然而，受 20 世纪 90 年代初中国医疗服务市场化改革影响，精神病医院在强大的生存压力下，无法继续承担不能给医院带来利润的社区随访和康复服务，街道、居委会办的社区工疗站、日托所等机构因财政支持减少、自负盈亏等原因，或转型或停办或出租，社区精神卫生服务几乎全面瓦解，只有少数城市还保留了部分社区康复机构（于欣，2012；崔承英等，2000）。1991 年，在沈渔邨院士等多位精神卫生专家的大力推动和支持下，中国残疾人联合会（以下简称"中国残联"）在部分地区开始推行"社会化、开放式、综合性"精神疾病防治康复工作[①]，以提供基本治疗药物和开展患者社区管理的方式，实施解救被关锁精神疾病患者的"解锁"行动（骆焕荣 等，2006；薄绍晔，1999），以社会组织之力第三次在全国较大范围推行社区精神卫生服务。

21 世纪初，我国政府响应世界卫生组织的倡议，表示"将动员全社会，努力为精神障碍患者重返社会创造适宜的环境"（新华社，2001），精神卫生专家们呼吁减少精神疾病未治率应成为 21 世纪中国精神卫生工作的重点（张明园 等，1999；张明园，2001），精神卫生问题要作为重要的公共卫生问题和突出的社会问题加以重视（肖水源，2009），卫生部也将精神卫生纳入公共卫生管理范畴而不仅作为一项医疗管理工作（马弘 等，2009）。2001 年卫生部、民政部、公安部、中国残联在北京召开"全国第三次精神卫生工作会议"，2002 年这四个部门和组织又联合颁布《中国精神卫生工作规划（2002—2010 年）》（卫生部 等，2002a），这些会议和政

---

① "社会化、开放式、综合性"精神疾病防治康复工作，是指社会化的工作体系、综合性的防治措施、开放式的管理，即组织管理体系和保健工作系统注重社会化，防治康复方法强调综合性，对精神疾病患者的管理方式突出开放式。参见：薄绍晔.（1999）."社会化、综合性、开放式"精神病防治康复模式之实践.中国健康教育杂志，15（12）.

府文件再次提出在全国开展社区精神卫生服务，要求各地积极工作，提升公众精神卫生知识知晓率，提高重点精神疾病治疗率，扩大精神疾病患者康复的覆盖面（张明园 等，2002）。这些在 2004 年国务院办公厅转发卫生部等部门联合发布的《关于进一步加强精神卫生工作的指导意见》中又做了进一步强调。

我国公共卫生服务体系在经历 SARS 考验后，2004 年中央政府开始设立并实施一揽子加强公共卫生服务的计划，建立了系列公共卫生的试点项目。[①] 以"重性精神疾病[②]管理治疗"为核心，建立精神医疗机构与社区一体化服务为目标的社区精神卫生服务项目——中央转移支付地方重性精神疾病管理治疗项目（因项目第一年的经费为 686 万元人民币，所以称之为"686 项目"）得以立项和实施（栗克清 等，2014；马弘 等，2011），中国进行了"将精神卫生整合入初级卫生保健的试验"（于欣 等，2010）。由此，开启了 1998—2013 年中国社区精神卫生服务从建立试点项目到出台

---

① 2003 年严重急性呼吸综合征（SARS）疫情发生后，中央财政增加了对公共卫生资金转移支付，设立中央转移地方重大公共卫生专项，加强疾病防控能力。2004 年重大公共卫生专项主要涵盖农村改厕、艾滋病防治、结核病防治、计划免疫和人禽流感、麻风病防治、精神卫生、疟疾防治、流感监测、现场流行病学培训、降低孕产妇死亡率和消除新生儿破伤风等 11 项。之后内容又有所增减。2009 年我国启动医疗卫生体制改革（新医改）后新增基本公共卫生服务项目，进一步加大投入扩大服务范围。

② "重性精神疾病"是一组特殊疾病的统称，主要包括精神分裂症、分裂情感性障碍、妄想性障碍（偏执性精神病）、双相情感障碍、癫痫性精神病、精神发育迟滞 6 种疾病（张明园，2012）。重性精神疾病是一个管理概念，在 2012 年 10 月《精神卫生法》颁布之前，我国精神卫生有关的学术资料、政府文件、宣传资料主要使用"重性精神疾病"的表述，在《精神卫生法》中"重性精神疾病"被"严重精神障碍"取代。严重精神障碍是一个法律概念，而不是一个专业诊断名称（李文阁 等，2013）。《精神卫生法》将严重精神障碍定义为疾病症状严重，导致患者社会适应等功能严重损害、对自身健康状况或者客观现实不能完整认识，或者不能处理自身事务的精神障碍。为方便与《精神卫生法》颁布前的政府文件、文献资料等保持一致，本书主要采用"重性精神疾病"的表述；对于文献中使用"严重精神障碍"的，则使用原文献的表述。

部门规范 ①，再到社区精神卫生服务内容写进《精神卫生法》相关条款的演进历程。

1.2 研究目的与问题

1.2.1 研究目的

回顾精神卫生服务发展历史可以发现，精神卫生服务在其发展之初就已经具备了社会管理的属性，随着精神医学的发展和进步，其功能从单一的社会管理与救助，逐步拓展到强调以人为本的医疗服务功能。由于精神卫生服务具有极强的专业性，加上重性精神疾病患者自身具有的肇事肇祸现象，精神卫生服务从医院到社区的推行过程，不仅面临社区基层人员在精神卫生服务技术上相对不够专业的挑战，而且要跨越从单纯医疗服务到医疗服务与社会管理和社会救助相结合的障碍，其中政府对精神卫生服务的保障能力至关重要。因此，社区精神卫生政策的构建，是建立医院社区一体化、无缝衔接的精神卫生服务从理念到 686 项目试点落地、从专业倡导到成为部门规范继而纳入国家法律实现法制化的过程，更是一项公共政策方案在中国社会实践中经过提出、试点实践及调适与修改，不断具备可及性和可操作性、适应中国国情的政策测试与修正过程，以及政策广泛推广完备立法基础的过程。研究社区精神卫生政策演进过程，总结经验、探讨规律，不仅能够丰富我国精神卫生政策的研究成果，还能够为其他公共卫生政策以及社会卫生政策发展提供有益借鉴。

①　按照《中华人民共和国立法法》规定，国家政策分法律、行政法规、部门规章等层级：全国人大及其常委会批准的法律为最高级，其次为国务院批准的行政法规，再次为国务院各部委、各省级人民政府批准的部门规章。

中国社区精神卫生政策的构建过程是研究公共政策渐进式发展的一个良好案例。运用发源于西方的公共政策理论，研究中国社区精神卫生政策演进过程以及政策发展的内生动力，一方面可以用世界的视角解析中国公共政策构建的"密码"，另一方面可以用中国的经验丰富世界政策发展理论，贡献中国智慧。

本书基于多源流政策过程框架和复杂适应系统理论的视角，通过对中国社区精神卫生政策从项目到部门规范再到法律这一演进过程的研究，揭示影响社区精神卫生政策演进的关键要素，探讨精神卫生服务系统中促进政策演进的内生动力，以期丰富我国精神卫生政策的研究成果，并对其他公共政策研究有所裨益。

1.2.2 研究问题

本书是针对我国社区精神卫生政策演进的研究，将回答以下三个研究问题。

第一，社区精神卫生政策演进过程的脉络和关键因素是什么？

第二，在这一演进过程中，议程设置阶段的问题、政治、政策三条源流的流动特征，它们是如何汇聚而打开了议程设置的机会窗口的；在政策制定和政策执行阶段中的政策构建关键要素是什么？

第三，促进社区精神卫生政策演进的内生动力是什么？

以上三个问题在逻辑上构成层层递进的关系，对我国社区精神卫生政策的构建过程和内生动力进行了解析。

首先，在对政策演进过程的分析中，需要回答：政策演进经历了哪些阶段？每个阶段的标志性事件以及发生的背景是什么？梳理出社区精神卫生政策演进过程的脉络和关键节点。

其次，在分析政策演进过程的基础上，对主导政策演进的因素进行分析。①议程设置分析，采用多源流政策过程框架解析了问题源流、政治源流、政策源流的特征，阐述了政策窗口开启的条件，对精神卫生政策企业家和政策共同体推动政策演进的作用进行讨论。②政策制定分析，分析在政策试点中政策方案的提出、测试和修正与合法化的政策制定过程，论述政策方案可操作性和可操作性不断完善的关键要素，重点阐述政策工具的构建过程。③政策执行分析，论述在新医改支持保障下的政策执行过程，重点阐述新医改设立的基本公共卫生服务均等化项目对社区精神卫生服务政策发展的支持和保障。通过对议程设置、政策制定、政策执行过程的解析和阐述，揭示主导社区精神卫生政策演进的关键要素。

再次，在对政策演进过程解析和阐述的基础上，考察精神卫生政策执行系统主体活动的行为方式，探讨促进政策演进的内生动力。运用政策系统概念，基于复杂适应系统理论的视角，提出精神卫生政策执行系统——精神卫生服务复杂适应系统概念，对系统中各政策参与者（系统主体）活动的行为方式和目标追求进行分析，阐述系统主体在聚集后产生的系统功能非线性改变以及系统出现的多样性与复杂性变化，揭示政策演进的内生动力。

最后，基于研究结论，结合中国医药卫生体制改革（以下简称新医改）实践，对"健康中国"建设中发展精神卫生服务促进心理健康、构建分级诊疗制度提出政策建议，并对有关公共政策研究有所回应。

1.3 研究意义与创新

1.3.1 研究意义

相对于传统上以医疗机构为主的服务，社区卫生服务被认为是在基层提供的有效、经济、方便、综合、连续的服务。梁万年（2002）认为社区卫生服务具有以下几个特点：①强调服务的场所必须在社区；②服务的目标必须以社区居民"需求"（demand）为导向，而不是以"需要"（need）为导向；③所提供的服务内容不仅仅是疾病的医疗，而是集预防、治疗、保健、康复、健康教育、计划生育于一体的全方位服务；④服务必须是居民在经济上能够承担且能够方便地接受的。社区卫生服务被认为是提高医疗服务效率、降低成本、缓解看病难的一种解决路径，是 2009 年启动的我国新医改政策中力推建立的国家基本医疗卫生服务制度。

精神卫生服务从以机构为主的服务形式向以社区为主的服务形式发展，是全球精神卫生服务发展大趋势。精神卫生服务具有医疗服务、社会管理和社会救助等多重属性，在其发展历史上一直以机构服务为主，早期是收容所、疯人院、精神病院等收容机构，后期是精神专科医院等医疗机构。在现代精神卫生服务中，一方面由于精神科医疗服务、心理治疗和心理咨询服务等都具有较强的专业技术特性，加上精神卫生服务的人力资源与社会对服务的需求相比相对短缺，精神卫生服务价格较高，影响了服务的普及；另一方面由于社会对精神疾病的歧视，患者病耻感强，影响患者主动到精神专科医院寻求服务。20 世纪 80 年代以来，世界卫生组织等国际组织一直大力倡导开展社区精神卫生服务，强调将精神卫生工作与初级卫生保健结合在一起，在社区和家庭的参与下为精神疾病患者提供社区精神卫生服务（WHO，1992），以改善精神卫生服务的可及性，降低患者接受服务的病耻感。社区精神卫生服务强调了在以社区为基础的架构中，提供综合、协同且能够响应的精神卫生和社会照护服务，尤其强调了不同的服务提供者和不同等级的卫生机构之间的服务要有连续性，正式和非正式服务提供者之间应有效地合作，促进患者自我保健（WHO，2013）。

精神卫生服务从医疗机构逐步进入社区，是我国应对快速增长的精神卫生服务需求的必然之策。一项 2017 年的研究指出，中国改革开放 30 多年经济发生了翻天覆地的变化，人均 GDP 从 1978 年的 685 美元提高至 2016 年的 8113 美元（吴晓灵，2017），是改革开放之初的 10 多倍。与经济飞速发展相伴相行的，是快速、剧烈的社会变迁带来的精神卫生服务需求快速增长。首先，工业化、城市化导致大规模的流动人口和边远农村地区留守儿童和留守老人的心理健康问题需要解决（肖水源，2017）；其次，与现代社会快节奏的生活方式和与人际关系转变相关的精神疾病增加（肖水源，2016），酗酒、吸毒、药物滥用等成为重要的公共卫生问题（王绪轶 等，2017；刘志民，郝伟，2015；向小军 等，2015），心理行为问题人群的精神卫生服务需求增加；再次，人口老龄化，与老化相关的认知障碍及老年期精神疾病发病率升高（Chan et al.，2013），老年人群精神卫生服务需求增加（郭振军 等，2016）；最后，与社会文化转变所致的思想观念变化、价值观冲突（姚峰，赵旭东，2017；肖水源，2016）等人文诉求相关的精神卫生服务需求增长。另外，随着精神卫生服务内容向维护心理健康方向发展，正常人群寻求精神卫生服务的需求也在增长。社区精神卫生服务逐步从服务重性精神疾病患者，到服务抑郁症或焦虑症等常见精神疾病患者、心理行为问题者和有心理健康维护需要的正常人，这必然成为当前和未来精神卫生服务发展的趋势，是我国精神卫生政策发展需要面对的新挑战。我国构建以服务重性精神疾病为主的社区精神卫生政策过程的经验，可以为提供常见精神疾病和心理保健为内容的社区精神卫生服务提供借鉴。研究社区精神卫生政策的演进过程，对揭示社区精神卫生的政策目标、内容和工具的构建过程，探讨促进政策演进的内生动力，提供循证的和可推广的中国模式，具有重要现实意义。

我国以实施重性精神疾病管理治疗项目（686 项目）为起点，在此基础上建立并发展了社区精神卫生服务，提供了在资源数量相对较低的情况下精神卫生社区服务的发展模式。由于历史、文化和可利用的财政投入、人力资源不同，世界各国的精神卫生服务模式也不尽相同，但是，提供精神卫生分级服务、开展团队合作、将精神卫生纳入初级卫生保健服务的理念，被广泛认同为不同国家在精神卫生服务改革或发展社区精神卫生服务时都应遵循的共同要素。目前，全球大多数发展中国家仍在探索发展社区精神卫生服务的路径，给予了中国总结与完善实践、丰富理论，并向其他发展中国家推广的良好机遇（Liu et al.，2011）。拜伦·J. 古德（Byron J. Good）和玛丽 - 乔·古德（Mary-Jo Good）认为"中国目前正在大规模发展和试点的服务模式，值得许多精神卫生专业资源和资金不足的国家借鉴"，但是他们同时也指出，"中国经验要获得国际认可并被其他国家复制，则需要对其操作特征有必要的阐述，并对其实施过程和产出有严格的监测与评价"（Good & Good，2012）。因此，有必要对中国社区精神卫生政策的演进过程做深入的解析和阐述，进一步揭示公共卫生政策构建的"密码"。

我国构建社区精神卫生政策的经验总结与理论提炼，是观察中国经验与世界理论结合的窗口，对精神卫生服务资源相对不足的发展中国家建立社区精神卫生服务制度具有借鉴价值。"中国与世界"是经济全球化背景下社会政策研究的重要话题，以世界的视角观察中国，将国际经验与中国实践相结合，用中国的丰富经验、发展世界的社会发展理论，才能对现实有所裨益，才能真正推进理论发展，加快形成科学有效的社会治理体制（张

秀兰 等，2007）。随着世界多极化、经济全球化、文化多样化、社会信息化发展，国务院新闻办公室 2011 年发表《中国的和平发展》白皮书倡导以"人类命运共同体"的新视角，对人类共同利益和共同价值的新内涵进行重新建构（曲星，2013），以应对人类共同挑战为目的的"人类命运共同体"发展新理念开始形成，并逐步获得国际共识。构建"人类命运共同体"的新理念，拉近了中国与世界的联系，加快了中国社会发展经验和理论与世界社会发展知识体系的融合速度。1998—2013 年是我国社区精神卫生政策发展的 15 年，正值国际社会在全球大力推动社区精神卫生发展的时期，国际上社区精神卫生服务的理论和实践不断积累、日臻成熟。在这一时期，我国政府大力支持和加强精神卫生工作，提供了发展社区精神卫生服务的良好环境；中国精神卫生领域广泛开展对外合作交流，吸纳国际社会发展社区精神卫生服务的理念和实践经验，逐步建立和发展了医院社区一体化精神卫生服务体系，初步实现了精神卫生与初级卫生保健的有效结合。我国构建社区精神卫生政策的过程，是一个国际政策措施引进、通过本土实践的融合实现中国化本土根植的观察窗口，是很好的公共政策研究案例。

本研究的理论意义：引进西方国家较为成熟的社会政策建构理论，置于中国社会经济和文化环境下，与我国社会政策发展机制和经验相结合，融入中国社会政策发展的智慧，是我国经验进入世界知识体系之中的必由之路。本研究以多源流政策过程框架和复杂适应系统理论的视角切入分析，剖析社区精神卫生政策从项目到部门规范再到国家法律的过程，揭示社区精神卫生政策演进的特征，探讨推动政策发展的内生动力，丰富中国公共卫生政策研究成果，并对其他公共政策发展有所裨益，也试图以此为案例，探索中国在经济社会快速变革的背景下寻求解决重大社会问题的路径和动力机制。

本研究的实践意义：我国成功建立了全国精神卫生服务体系和社区精神卫生法律制度，深入总结这一成功案例，可发掘其蕴含的价值。一是可以服务于当前我国应对快速社会变迁，人口老龄化、社会经济转变、社会文化转变、生活方式转变带来的心理健康新挑战和精神卫生服务新需求，为健康中国建设、发展精神卫生服务促进心理健康提供参考。二是可以服务于当前我国创新医疗卫生服务供给模式的改革，为仍在探索阶段迟滞不前的分级诊疗制度建设提供有益经验（张奕 等，2018），助力中国医药卫生体制改革。三是可以将社区精神卫生政策发展的经验，随着国家"一带一路"倡议实施向其他发展中国家推广，为构建"人类命运共同体"提供中国智慧。

1.3.2 研究贡献与创新

本书紧密结合当前政策和研究热点，聚焦公共卫生政策的过程研究。研究采用质性研究方法，分析社区精神卫生政策演进过程。笔者作为这一过程的亲历者、实践者和决策参与者，全程参加了中国社区精神卫生项目试点的整个过程和部门规范的实施以及《精神卫生法》出台的过程，并且或主持或参与了试点过程中有关精神卫生的服务体系建设及其服务资源、人力资源、财政保障以及精神卫生立法的相关研究，拥有研究问题的大量资料和研究数据，也有对研究问题的深刻思考。同时，本研究以半结构式访谈方式，深度访谈了国家和地方的精神卫生专家、精神病医院负责人、项目管理负责人、卫生局负责人员、大学公共卫生研究学者和法学学者，掌握了全面、翔实、丰富的质性资料。这些资料和数据为本书打下了很好的基础。

本书的贡献是将社会政策过程理论应用于分析中国社区精神卫生政策演进过程，拓展了精神卫生政策的研究领域；揭示了中国社区精神卫生政策的演进脉络和关键推动因素并阐释了政策演变的深层逻辑，特别是系统论述了686项目政策试点对政策制定的贡献，剖析了主导社区精神卫生政策渐进式发展的关键因素和内生动力，丰富了公共政策研究内容。

本书可能的创新：一是揭示了提供服务的组织系统（可视为一类政策工具）的构建在发展中国家公共政策构建中的重要意义；二是首次运用复杂适应系统理论剖析政策演进的内生动力。

第 2 章

社区精神卫生政策演进研究基础

2.1 社区精神卫生研究回顾

2.1.1 精神卫生服务体系和服务网络

（1）世界卫生组织精神卫生服务金字塔模型

2009 年世界卫生组织出版《精神卫生政策和服务系列指南》，强调应改善卫生系统及其服务，使之更为适应人群的精神卫生需要，并提出精神卫生服务的金字塔模型（见图 2.1）。

金字塔模型描述了精神卫生服务的多种组合，包括精神卫生的正规服务和非正规服务。建立在社区的精神卫生初级保健服务（社区精神卫生服务）是精神卫生服务的正规服务组成部分，需求量最大，费用也相对较低。综合医院精神科服务和设在社区的精神科服务属于二级精神卫生服务。长期住院或特殊精神科服务（如治疗进食障碍等）是最高级别的三级精神卫生服务，需求量最少，但价格也最贵。

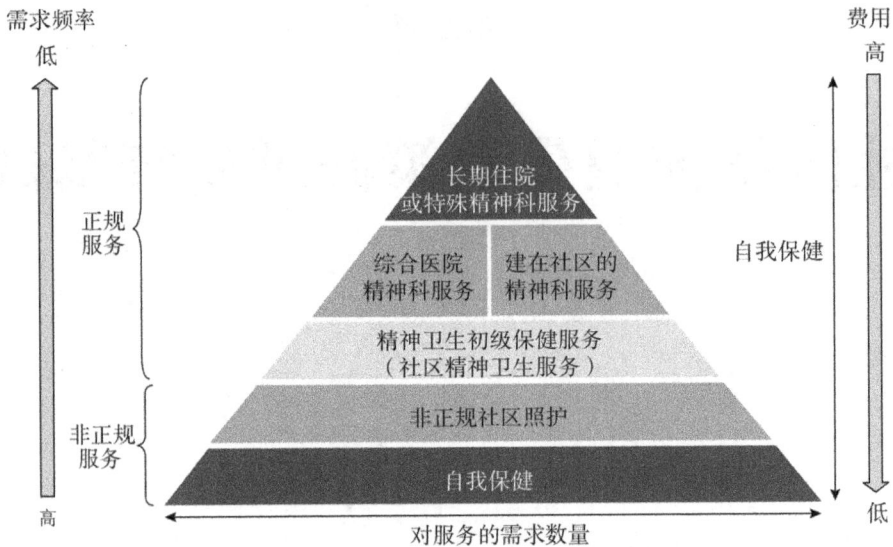

图 2.1 世界卫生组织精神卫生服务金字塔模型

来源：WHO.（2009）. Improving health systems and services for mental health. WHO mental health policy and service guidance package. Geneva: World Health Organization.

在金字塔模型中，世界卫生组织认为一些非正规社区照护等服务，即由患者家属或者在社区工作的人员和志愿者等非专业人员提供的服务，也是精神卫生服务的一种形式，拓宽了精神卫生服务资源的来源渠道，对于精神卫生服务资源不足的国家尤为重要。同时，金字塔模型强调了精神卫生服务的基础是自我保健，自我保健也纵贯了所有服务层级，说明健康教育为个体自我保健赋权的重要性。

（2）中国精神卫生服务体系

精神卫生服务是公共卫生服务的一种，覆盖了包括从儿童和青少年到成年人再到老年人在内的所有人群（也包括妇女、受灾人群等特殊群体），这些人群按健康状态又分为正常人群、心理行为问题人群、常见精神疾病患者、重性与慢性精神疾病患者。不同的服务对象对服务的需求不同；即使同一个服务对象，也有对医疗服务和非医疗服务的需求之分（见图 2.2）。通常，医疗服务由具有医疗服务资质的医疗机构提供。非医疗服务由社会福利机构、救助机构或者慈善机构提供，有时医疗机构也提供部分非医疗服务。中国精神卫生服务体系由承担医疗职责的精神医疗机构、承担康复和照料职责的精神康复福利机构、承担居家患者管理和康复指导任务的基层卫生机构、承担公众心理健康教育和信息收集分析任务的疾病预防控制机构组成。精神医疗机构主要包括精神专科医院和综合医院精神科，多数由国家级、省级、地市级和区县级政府部门举办，少数由企业、

	医疗服务			非医疗服务			
内容	儿童、青少年	成年人	老年人	儿童、青少年	成年人	老年人	
正常人群	1.心理健康教育 2.心理咨询/辅导	社区卫生服务中心 乡镇卫生院 妇幼保健院		学校、共青团等	妇联、工会、工作单位等	老龄办、妇联等	健康教育机构
心理行为问题人群	1.心理健康教育 2.心理咨询/辅导 3.早期识别 4.心理危机干预	社区卫生服务中心，乡镇卫生院 综合医院，妇幼保健院 精神专科医院，心理治疗人员		心理咨询人员 职业指导等			
常见精神疾病患者	1.门诊、住院治疗 2.转诊/转科	精神专科医院 综合医院，社区卫生服务中心，乡镇卫生院，妇幼保健院		家属支持 社区支持 学校支持 单位支持			
重性精神疾病患者 急性期	1.门诊、住院治疗 2.登记、报告	精神专科医院，综合医院精神科					
重性精神疾病患者 恢复期	1.院内巩固治疗 2.治疗随访 3.病情监测	精神专科医院、综合医院精神科 社区卫生服务中心，乡镇卫生院					
慢性精神疾病患者 康复训练期	1.治疗随访 2.病情监测 3.生活、职业功能训练及康复	社区卫生服务中心，乡镇卫生院 精神专科医院		生活、职业技能康复机构 家属支持，社区支持，单位支持			媒体
慢性精神疾病患者 收养期	1.治疗随访 2.病情监测 3.生活功能训练及康复	精神专科医院 社区卫生服务中心，乡镇卫生院		照料机构，生活技能康复机构 家属支持，社区支持，单位支持			

图 2.2　中国精神卫生服务体系宏观框架

来源：严俊，张明园，范肖东，等．（2008）．全国精神卫生工作体系发展建议．精神卫生政策研究报告汇编（卫生部疾病预防控制局）．北京：人民卫生出版社．

社会、个人举办；基层卫生机构主要包括社区卫生服务机构和农村医疗卫生机构，多数由政府部门举办，少数由个人举办；精神康复福利机构是非医疗机构，主要由社会和个人举办；疾病预防控制机构是非医疗机构，全部由政府部门举办（严俊 等，2008）。

（3）精神疾病防治网络

中国精神疾病防治网络（见图2.3）包括精神专科医院、综合医院精

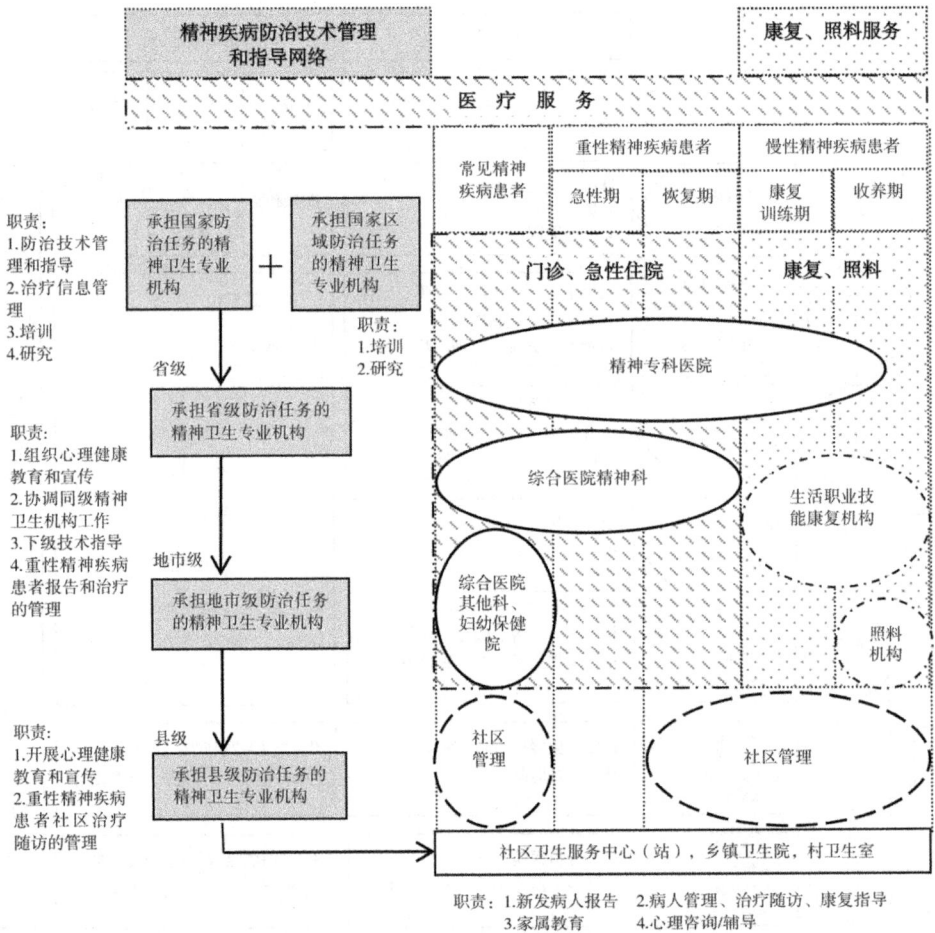

图2.3 中国精神疾病防治网络的机构组成及服务范围

来源：严俊，张明园，范肖东，等．（2008）．全国精神卫生工作体系发展建议．精神卫生政策研究报告汇编（卫生部疾病预防控制局）．北京：人民卫生出版社．

神科、妇幼保健院、社区卫生服务中心（站）、乡镇卫生院及村卫生室等。精神疾病防治网络的服务对象包括常见精神疾病患者、急性期和恢复期的重性精神疾病患者、康复训练期和收养期的慢性精神疾病患者，按照急重症进医院、康复管理在社区和康复机构原则，急慢分治，实行患者分级诊疗和社区管理。

（4）重性精神疾病管理治疗网络

重性精神疾病管理治疗网络（见图 2.4）由三级机构组成，分别为省和地市级的精神医疗机构、区县级精神专科医院或综合医院精神科、社区卫生服务中心 / 乡镇卫生院。

重性精神疾病管理治疗网络的职责是确保重性精神疾病患者的早期发现、早期识别、建档管理，并得到及时的治疗、随访、康复和管理。在大多数地方（约覆盖 80% 患者），该网络以地市为单位构建，由省级和地市级精神医疗机构为区域内从区县级精神医疗机构转诊的重性精神疾病患者提供门诊和急性住院治疗，并将经过治疗后病情好转或进入恢复期的患者转回居住地的区县级精神医疗机构、社区卫生服务中心 / 乡镇卫生院等基层医疗卫生机构继续治疗、随访、康复和管理。在交通不便的偏远地区（约覆盖 20% 患者），该网络可以县为单位构建，在区县级综合医院设立精神科，提供门诊和急性住院治疗，经过治疗病情好转或进入恢复期的患者，转回居住地的社区卫生服务中心 / 乡镇卫生院等基层医疗卫生机构继续治疗、随访、康复和管理。

覆盖80%患者　　　　　　　　　　　覆盖20%患者

门诊、急性住院
省级、地市级以上
精神专科医院
或综合医院精神科（按照区
域规划，以地区为单位设置）

社区卫生服
务中心/乡镇
卫生院

门诊、应急状况处理
县级精神专科医院、
综合医院精神科
（交通便利县）

慢性住院
县级精神专科医院
（交通便利县）

门诊、急性住院
县级综合医院精神科
（偏远县）

社区卫生服
务中心/乡镇
卫生院

社区卫生服
务中心/乡镇
卫生院

社区卫生服
务中心/乡镇
卫生院

社区卫生服
务中心/乡镇
卫生院

社区卫生服
务中心/乡镇
卫生院

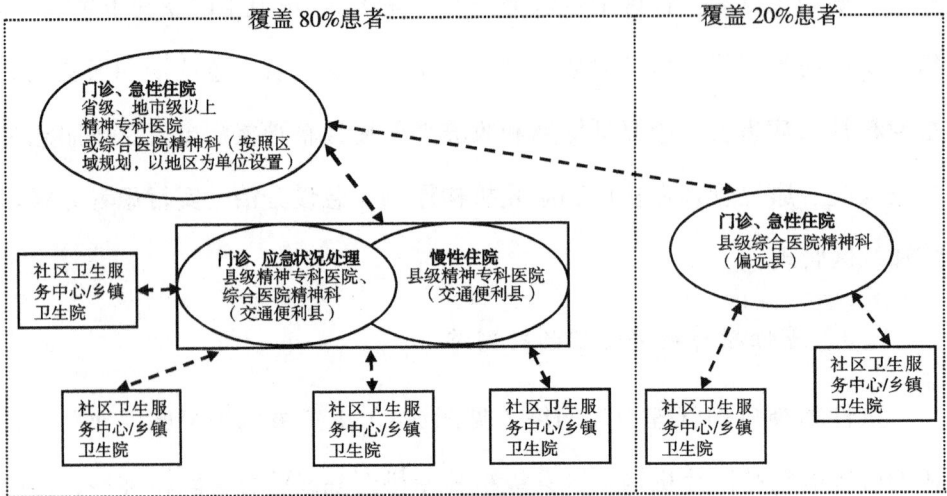

注：◂--▸ 表示技术指导、病例报告、双向转诊。

图2.4　中国重性精神疾病管理治疗网络

来源：严俊，张明园，范肖东，等．（2008）．全国精神卫生工作体系发展建议．精神
　　　卫生政策研究报告汇编（卫生部疾病预防控制局）．北京：人民卫生出版社．

（5）精神疾病防治技术管理和指导体系

对应中央、省（自治区、直辖市）、地市、区县、乡镇的五级行政管理科层体制，中国精神疾病防治技术管理和指导体系分别由承担国家、省（自治区、直辖市）、地市、区县防治任务的精神卫生专业机构，以及基层卫生机构组成。中国卫生行政管理体系与精神疾病防治管理体系和精神卫生服务体系的关系、各层级机构之间的关系如图 2.5 所示。

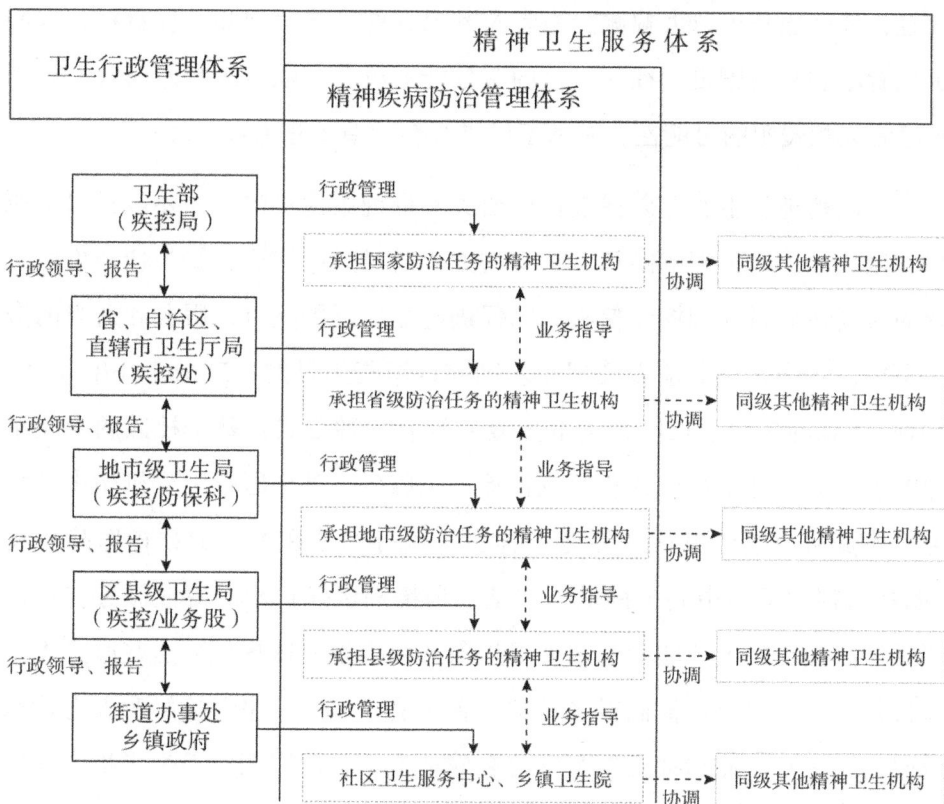

图 2.5　中国精神疾病防治技术管理和指导体系

来源：严俊，张明园，范肖东，等．（2008）．全国精神卫生工作体系发展建议．精神卫生政策研究报告汇编（卫生部疾病预防控制局）．北京：人民卫生出版社．

2.1.2 社区精神卫生服务和社区精神卫生政策的研究回顾

社区精神卫生服务，简言之，就是在社区提供的精神卫生服务，或者是在社区医疗或康复机构中开展的精神卫生服务。在本书中，社区精神卫生政策是指国家机关为推行社区精神卫生服务制定的一系列法令、措施、办法、方法、条例、法律等的总称。

与传统精神专科医院等机构服务相比，社区精神卫生服务可以使社区居住的精神疾病患者就近得到康复，可减轻患者在精神专科医院就医带来的病耻感；由于社区精神卫生服务的花费较精神专科医院低、患者病耻感减轻，社区服务可以大幅减少患者及其家庭的经济负担和心理负担，有利于患者心理社会康复；社区提供的服务能够改变公众对患者的误解，降低对患者人权侵犯的可能性，有利于促进社会和谐（陈为富，2011）。

社区精神卫生服务以促进社区居民心理健康为目的，主要包括以下原则和做法：①以可理解的和可接受的方式满足人群需要；②为精神疾病患者的康复建立目标和树立信心；③促进建立广泛的支持、服务和适当的资源网络；④强调服务应以证据为基础和以康复为目的（Thornicroft et al.，2016）。总的来说，社区精神卫生服务具有三种形式：基于社区的专业精神卫生服务、基于社区的非专业精神卫生服务、基层医疗卫生机构中的精神卫生服务。基于社区的专业精神卫生服务由建在社区的精神医疗机构（如社区精神卫生中心）提供，这是一种精神医疗机构的专业服务在社区的延伸。基于社区的非专业精神卫生服务由当地社区提供，这些服务人员通常是社区的成员，他们很容易被患者接受，而且与患者接触时没有什么障碍。这是对专业精神卫生服务的有效补充。在基层医疗卫生机构中提供精神卫生服务是较为理想的社区精神卫生服务形式。由于精神卫生服务与其他的医疗保健服务一同提供，患者病耻感少，更能被患者接受，可以与建在社区的精神专科服务取得同样好或更好的效果，而且所需费用较精神专科服务便宜（何燕玲，2012）。

精神卫生服务不仅仅是单一的医疗服务。精神卫生服务在其发展之初就已具备社会管理的属性，随着精神医学的发展和进步，其功能从单一的社会管理与救助，逐步拓展到更加强调以人为本的医疗服务功能。尽管精神卫生服务的目标、对象、方式和服务范畴等内容在世界各国基本相同，但是，一个国家提供精神卫生服务的组织方式、服务系统建设等，与国家的社会治理制度、医疗卫生体制密切相关，还与国家精神卫生服务的历史、文化和经费投入、人力资源有关（Bhugra et al.，2017）。各国在构建各自的精神卫生服务政策时不可盲目照搬他国经验，必须结合本国的社会治理制度和国情。

　　笔者经过文献阅读后发现以下问题。第一，现有对在实施 686 项目基础上构建社区精神卫生政策的相关研究文献，多来源于精神卫生领域和公共卫生领域的研究，基于公共政策理论视角的研究较为缺乏。第二，现有的研究在方法上主要以定量研究为主，较少使用质性研究方法从公共政策视角对我国社区精神卫生政策的演进过程做纵向深入分析。第三，侧重对社区精神卫生的政策内容和政策效果的研究很多，对政策目标、政策工具的研究较少。在关于社区精神卫生政策内容的研究中，许多文献对医院社区一体化的服务模式进行了经验总结和效果评价，也有对多部门合作机制、社区康复机构参与、重性精神疾病患者接受社区服务效果评价、社区服务中的具体精神医学技术问题等的研究。一些精神卫生立法研究涉及了对社区精神卫生政策目标的分析，但是缺乏对政策目标确定过程的分析研究。在研究社区精神卫生的政策工具方面，现有的文献主要研究社区精神卫生服务的可行性与可及性，缺乏如何改善政策可行性和提升可操作性方面的研究，也未对促进政策演进的内生动力做深入的探讨。

　　（1）社区精神卫生政策内容和政策效果

　　2004 年以来，关于社区精神卫生的政策内容研究，多数是关于医院社区一体化的社区精神卫生服务模式的研究。一些学者介绍了中国于 2004 年启动的 686 项目的目标、内容、流程和管理方式以及项目实施效果和经验，认为 686 项目是中国公共精神卫生的先行实践项目，该服务模式衔接了医院和社区的服务，能满足患者连续治疗的需求，利于患者控制病情避免出现社会危害行为，保障社会平安稳定（Ma，2012；Good & Good，2012；马弘 等，2011；Liu et al.，2011）。马弘等人（2011，2009）、Ma（2012）总结了 686 项目经验。经验体现在：①促进了中国精神卫生服务向以需方为中心的个案管理治疗的精细化道路方向发展；②精神专科治疗的重点从症状导向到功能导向，从关注患者残疾到关注优势，从只有医护人员到多功能团队，从断面到连续的方向转变；③通过病区与街道/社区/乡镇对接、每月定期下乡镇集中诊治等分区负责方式，建立医院社区一体的联系机制，提升了患者治疗可及性。栗克清等人（2014）从提升重性精神疾病患者及其家属满意度、促进患者社会功能恢复、建立社区精神卫生服务多专业合作团队等方面研究，认为686项目模式具有良好的运行成效。徐一峰和蒋清（2011）总结了在2010年上海世界博览会期间，在实施686项目基础上"政府领导、部门合作、社会参与"的工作机制发挥的作用。自2004年686项目实施以来，一些文献总结和评估了本地区实施686项目情况，得到同上述内容相似的结论（周益辉 等，2013；邓筱璇等，2012；施照云 等，2011）。

就我国实施社区精神卫生服务面临的问题，王久英等人（2012）和李朝祥（2014）调查了重性精神疾病患者对社区精神卫生服务的认知和需求情况以及管理状况，发现患者对社区精神卫生服务的知晓率和认同度较低，社区管理措施不力，目前的社区精神卫生服务远不能满足患者的需求。张启文（2008）和张启文等人（2010）从定量和定性两方面对中国农村社区精神分裂症患者对精神卫生服务利用及其影响因素开展研究，发现：①农村社区精神分裂症患者存在严重的就诊延误、诊断延误、治疗延误及康复延误；②农村社区精神分裂症患者对精神卫生服务的利用，受患者性别、发病年龄和病程、文化程度、婚姻、家庭收入等自身因素，以及首诊机构、就诊距离、精神药物救助等外界因素的影响。范晓倩和栗克清（2015）对比研究了美国、法国、英国、澳大利亚等国家与我国香港特别行政区、北京市、上海市、厦门市、广东省的社区精神卫生服务提供方式，发现中国社区精神卫生服务存在的问题，一是没有形成社区多部门和组织合作的独立的社区运作机制，仍依附于精神专科医院和综合医院精神科而存在，社区精神卫生服务与社会保障制度衔接不够，社区精神卫生服务体系不完善；二是居民精神健康素养不高，精神健康知识知晓率低，患者就诊率低；三是社区精神疾病患者档案管理不力，管理制度不健全，或者制度落实不到位；四是存在社区精神卫生服务人员极度匮乏且精神科病床数量短缺，以及因服务需求不足导致的精神卫生服务资源相对"过剩"的问题。

就如何改进社区精神卫生服务，Xu et al.（2016）报告了在精神卫生服务资源较为缺乏的农村地区，在社区精神分裂症患者管理中加入移动通信手段的支持，可提高患者服药依从性，可以作为基层卫生人员、乡村医生、精神卫生管理者及精神科医师的工作辅助工具。秦小荣等人（2011）分析了重性精神疾病信息报告系统在成都市的运行效果。罗邦安等人（2014）抽样调查了湖南省686项目基本数据收集分析系统的质量，发现城市地区的信息填写准确率和报告准确率均高于农村地区。陈希希和肖水源（2004）、宋冬明等人（2011）建议要从政策发展、网络建设和工作内容三个方面开展工作。张启文等人（2010）、张启文（2008）希望通过健康教育和患者筛查等手段，以提高就诊率、识别率、治疗率、康复率。但是，阮俊（2011）提出在社区以筛查方式发现患者存在伦理学问题，建议采用隐性筛查方式，要体现对患者和其家庭的尊重，同时广泛开展社区动员以获取社区支持。

就如何建立社区多部门机构和组织合作的运作机制，解决精神卫生专业人员匮乏的难题，陈悦能等人（2012）报告了运用"医院—社区—家庭—社会"四位一体的农村精神疾病管理模式，依托农村社区医疗卫生网络建立精神疾病三级防治网的经验。代光智等人（2011）调查某市社区精神卫生服务质量，发现与精神专科医院联系较为紧密的基层卫生机构服务质量好于联系松散的机构。熊日先等人（2012）建议在社区精神疾病患者康复管理中引入社会工作服务，社会工作在医疗工作外构建起社区患者康复社会环境，可以跟进追踪患者社区生活融入情况，还可以实时掌控社区患者服药情况与精神状态，能为患者治疗提供科学、详尽的信息，能够增加患者治疗与康复的合理性。刘慧玲（2013）研究了精神疾病患者康复服务过程中的社会工作介入方式，提出以小组为主提高患者的日常生活及人际交往能力，将患者家属支持作为工作重点之一，以提供小组心理社会支持为主，在工作技术上需要从细微处出发，在伦理上秉承接纳的工作原则。

关于对重性精神疾病患者接受社区服务的效果评价，一些学者调查研究了 686 项目治疗解锁的 266 例重性精神疾病患者的生活质量，及其照料者的家庭负担，评价 686 项目的社会经济价值。研究发现：①关锁患者在得到 686 项目治疗后，其个人生活料理能力和家务劳动能力等社会功能明显改善，生活质量提高；②家庭照料者看护患者投入时间占劳动时间的比例、受累家庭照料患者的机会成本、照料者对自身承受的心理压力和经济负担的主观评价，以及家庭经济状况等患者家庭照料者负担，均较解锁前明显减轻（Guan et al.，2015；吴霞民 等，2013；管丽丽 等，2013）。葛茂宏等人（2013）评估了山东某市 686 项目实施效果，发现：精神疾病防治网络覆盖率由实施前的 60% 上升到 100%，患者治疗率显著提高，疾病复发率、患者轻度滋事率及肇事肇祸率均显著下降，686 项目实施对完善精神疾病防治网络建设、降低肇事肇祸率、改善患者社会功能等方面作用重大。韦波等人（2012）调查了广西少数民族农村社区 686 项目的实施效果，与尚未实施项目的对照地区相比，患者规范用药率、社会参与率逐年提高，而患者复发率低于对照地区同期水平；实施 686 项目可使患者家庭每年减少治疗费用 1146 元 / 人，减轻了患者家庭经济负担。

此外，部分文献还讨论了实施社区精神卫生服务的具体精神医学技术问题。例如，袁月芳和金慧敏（2014）分析了影响精神专科医院出院患者参加社区精神卫生服务的因素，姚鸯鸯（2014）讨论了患者在社区治疗的依从性问题，甘郁文等人（2012）分析了社区患者随访脱落的原因，杨惠青等人（2012）讨论了个案管理的社区应用等。

（2）精神卫生立法与社区精神卫生政策目的

精神卫生立法的历史，远远要早于社区精神卫生服务的历史。在 18 至 19 世纪，人们就已意识到应当人道地对待精神疾病患者，给予他们合适的治疗，认识到对患者的人道保护只有通过法律才能得到保障，1800 年英国颁布了《精神错乱者条例》（*The Lunatics Act*），1890 年更名为《精神错乱条例》（*The Lunacy Act*），1959 年改为《精神卫生条例》（*The Mental Health Act*）；1938 年法国颁布了第一部正式命名为《精神卫生法》的法律，之后许多欧美国家及其殖民地纷纷效仿制定了各自的精神卫生法（谢斌 等，2000）。第二次世界大战结束后，西方国家发展经济需要稳定的社会环境，越来越多的精神疾病患者被送到精神病院收容，医院规模越来越大。例如，美国统计数据发现，1955 年全国 275 家精神病院病床数约 55.9 万张，政府财政负担沉重，而且患者住院越久，状况越差（梁珊珊，刘艳，2014；于欣，2012）。

同一时期，20 世纪 50 年代初，第一代抗精神病药物氯丙嗪被发现并广泛使用，使精神疾病进入药物治疗时代（于欣，2012），为建立社区精神卫生服务提供了物质基础。20 世纪 60 年代，国际人权运动蓬勃发展，西方国家大规模削减精神病院规模，或者干脆关闭精神病院，开始"去机构化"运动（谢斌 等，2000），以促进精神疾病患者在社区获得治疗和康复服务为理念的社区精神卫生服务兴起。美国被认为是发起"去机构化"运动和开展社区精神卫生服务的重要源头，1963 年美国政府颁布《社区精神健康服务法案》，为患者在社区治疗和康复提供法律保障。在采取了关闭大型精神病院和建立社区精神卫生服务的系列措施后，全美精神病院住院人数由 1955 年的 56 万人减少到 1995 年的 7.7 万人（梁珊珊，刘艳，2014；周蔚，肖水源，2014）。瑞典于 1967 年废止《精神疾病法案》，实行《健康和医疗照顾法案》，开始精神病院去机构化改革。此后随着社区精神卫生服务制度的建立，瑞典精神科床位数从 1967 年的每千人 4 张减少至 2006 年的每千人 0.5 张（孙岩，2017）。英国于 1975 年发表《更好地为精神病人服务》白皮书，提倡将精神科服务从精神病院转移到社区，之后政府又要求 7 万人以上的社区要设立社区精神卫生服务。经过去机构化及社区精神卫生服务制度建立过程，英国每千人中的精神科病床数量从 1954 年的 3.2 张，到 90 年代下降为每千人 0.4 张（梁珊珊，刘艳，2014）。意大利于 1978 年通过《第 180 号法案》废除精神专科医院，由社区服务体制代替，禁止精神专科医院收治患者，要求在综合医院设精神科，并且各医院在指定的区域承担发展社区精神卫生服务责任。现今意大利绝大多数的精神疾病患者在社区接受治疗和康复服务（于欣，2012）。

　　20 世纪六七十年代后，发展社区精神卫生服务成为西方主要国家精神卫生立法的重要内容，社区精神卫生服务也在法律保障下获得长足发展，反过来促进了精神卫生服务去机构化的初衷得以实现。一些国际组织陆续发表系列声明和宣言，保护精神疾病患者权益。如联合国 1971 年通过《精神发育迟滞者权利宣言》，1976 年通过《残疾人权利宣言》，1991 年通过保护精神疾病患者的基本自由和基本权利的《保护精神疾病患者和促进精神保健的原则》（46/119）决议。1995 年世界卫生组织发布《精神卫生保健法：十项基本原则》，包括了十个基本成分：①精神保健的获得；②与国际通用原则一致的医学评定；③提供恰当质量的精神保健；④在最少限制的环境中提供保健；⑤自我决定；⑥在实施自我决定时有得到帮助的权利；⑦有复查程序；⑧合格的决策者；⑨自动定期复查程序；⑩尊重法律规定（谢斌 等，2002），其中③、④均与社区精神卫生服务有关。20世纪90年代，精神卫生立法在国际上形成高潮，2001年世界卫生组织调查，160个成员中已有四分之三具有精神卫生相关规定，近50%是在1990—1999年制定和颁布的（谢斌，2013）。

我国于1985年启动精神卫生立法工作，历经80年代"拓荒期"、90年代"观望期"和21世纪初"加速期"（谢斌，2013），经过27年的调查、起草和修改等反复过程，《精神卫生法》于2012年颁布、2013年实施。精神卫生立法涉及了：如何在总体精神卫生服务资源比较薄弱的客观条件下，解决"精神卫生机构不能满足社会需求，农村精神卫生工作十分薄弱，社区精神卫生服务设施数量少、布局不合理，精神卫生机构管理不规范等"问题（丁巍，2006）。"如何改善精神卫生服务的公平性、合理性、可及性和连续性"，"在精神疾病的预防、急性期治疗、慢性期治疗和康复等不同阶段提供配置合理、层次分明、无缝衔接的服务平台，通过政策和保障措施的引导使资源最有效地得到合理使用"（谢斌，2010），建立社区精神卫生服务制度，实现服务与管理相结合，预防与治疗、康复相结合，是立法中考虑的重要内容之一（张世诚，张涛，2013）。

（3）社区精神卫生政策工具

刘飞跃等人（2012，2011）研究发现，中国精神卫生服务网点的空间布局存在网点容积率低、地区布局不均衡、各点之间离态过重等问题，认为以地区划分为基础的中国传统精神卫生服务网点设计理念，已经无法实现精神卫生服务可及性与公平性目标，建议完善以社区为基础的精神卫生服务网点，提高"容积率"，不宜过分强调以机构为核心的服务半径布局，应逐步形成以社区精神卫生服务网点布局为主的格局；政府应在精神卫生服务体系建设中承担提高知晓率、健全法规、制定人才规划与政策、将医疗与康复纳入社会保障体系等必要责任，需以地域、人口密度与发病率等为基础重构精神卫生服务网络并合理配置服务资源。江慧等人（2017）认为社区精神卫生服务可及性对提高精神卫生服务水平和改善精神疾病患者的结局有重要意义。服务的可及性受到提供方、需求方和社会环境三个方面影响。在精神卫生服务过程中，服务资源的数量、分布和供应方式、供应者被信任度等是服务提供方的影响因素；患者年龄等个体特征、支付能力、精神健康素养等会影响服务需求方寻求服务；国家精神卫生政策、文化差异、患精神疾病的病耻感等是影响服务可及性的社会环境因素。

郭延萍和王维玲（2005）调查了上海市社区卫生服务中心的精神卫生服务能力，发现约四分之一的服务人员从未接受过任何精神卫生方面的培训。于欣等人（2010）认为提升社区精神卫生服务的可行性和可及性面临许多挑战，中国精神卫生服务从传统以医院为中心转变成以社区为中心是一项艰巨的转型任务，转型过程要兼顾保障患者隐私权、减少病耻感与保证患者连续性治疗，实现社会康复；中国精神医疗机构开展社区精神卫生服务，一方面要克服在学术上和地理上都远离主流医学的现状，另一方面要克服精神科医师和护士在培养上以生物医学为导向，能力不够全面的问题。为此，需要在观念上转变及在结构上重建，同时还需要有承担社区精神卫生服务技术领导力的能力和改善服务模式的勇气。谢斌（2017）认为以重性精神疾病"三级防治"为核心的精神卫生服务"上海模式"曾经名扬海内外，但是在21世纪依然面临诸多难题：一是服务理念仍然以满足重性精神疾病患者的需求为主，不能满足全人群的心理健康需求；二是服务供给仍以门诊和封闭式、长期住院为主，服务全人群心理健康需求的"供给侧"问题没有解决；三是管理存在诸多不足，如人力资源结构不合理，心理治疗师、社会工作师、康复治疗师等专业系列尚未充分发展，公共精神卫生职能体现不足，社区服务短板明显等，建议未来的精神卫生服务供给和管理，应体现从疾病导向向健康导向转变、从多头管理向统筹协调转变、从单一渠道向多渠道提供服务转变。

季卫东等人（2011）认为中国发展社区精神卫生服务符合现代精神医学发展趋势，建议将社区精神卫生纳入公共卫生管理体系，整合和优化社区精神卫生服务资源，规范管理和运作社区精神康复机构，开展重性精神疾病患者社区康复和管理，并对患者家庭予以帮助，同时从相关立法和患者医疗保险制度方面给予保障。冯斯特和刘素珍（2014）总结了重性精神疾病患者社区康复管理模式，一类是以基层卫生机构为主导的日间康复照护模式、精神康复会所模式、医院社区一体化个案管理模式，另一类是以医院为主导延伸到社区的分区化模式、数字化网络模式、农村家庭病床模式，并进一步比较了两类模式的优缺点，分别提出完善服务的建议。但是，杨程和陈婷婷（2017）认为社区康复服务机构存在多重制度逻辑，在社会治理转型背景下，管控逻辑和区隔逻辑依然强势，制约了康复活动的空间，康复逻辑有一定的公共性取向，是改进机构向着精神卫生服务方向发展的可能路径，可以推动多元主体参与精神卫生建设。

2.1.3 中国精神卫生政策过程的研究回顾

中国社区精神卫生政策构建过程是研究社会政策过程的一个较为理想的典型案例，也是精神卫生研究与社会政策科学研究相结合的一个良好的研究样本。但是，目前研究我国精神卫生政策过程的文献较为缺乏，仅有少数关于中国精神卫生服务发展历史和政策变化的研究，对社区精神卫生服务演进过程稍有涉及，并且有的研究结论还有待商榷。

（1）中国精神卫生服务发展历史和政策变化

刘潇（2012）回溯了自 1891 年西方精神医学引进我国后，在清末时期、民国时期、新中国成立初、"文化大革命"时期到 1979 年的不同社会历史阶段中，全国精神医疗机构数量和运行管理、专业人员培养、精神疾病科学研究和国际学术交流的过程。栗克清等人（2012）按照精神卫生服务资源和服务模式不同，将中国精神卫生服务自1949年到2009年分为快速发展时期（1949—1961年）、稳步发展时期（1962—1977年）、改革时期（1978—2009年），同时按照精神卫生政策特点分为四个重要阶段，即自1958年全国第一次精神卫生工作会议后到1985年、自1986年全国第二次精神卫生工作会议后到2000年、自2001年全国第三次精神卫生工作会议后到2005年、自2006年卫生部精神卫生处成立到2009年。而于欣（2012）则将新中国成立后的精神卫生服务体系的发展与变革阶段归纳为：1949—1966年、"文化大革命"期间、1978—1992年、深化卫生改革的十年期间、进入新世纪以后。马弘等人（2009）将2000年以后的中国精神卫生政策发展分为3个阶段：2000—2004年的规划阶段、2005—2007年的全社会意识阶段和2008年以后的施行性政策阶段。

尽管文献对中国精神卫生服务体系和政策发展的阶段划分方式有所差异，但是，总体上都离不开几个重要的时间节点。一是1958年卫生部在南京召开的全国精神疾病防治现场工作会议以及会议制定的防治管理、收容治疗工作指导原则（冉茂盛，张明园，1999），为中国精神卫生服务发展打下了基础。二是1986年卫生部、民政部、公安部在上海召开的全国第二次精神卫生工作会议，推动中国精神卫生"奋起直追"进入历史最快发展时期，服务形式、临床、科研、人力培训等全面迅速地跟上国际发展潮流（陈希希，肖水源，2004；冉茂盛，张明园，1999）。三是2001年卫生部、民政部、公安部、中国残联在北京召开的全国第三次精神卫生工作会议及确定的新时期精神卫生工作指导原则，之后精神卫生的全国性系列政策文件发布，为中国逐步建立医院社区一体化的社区精神卫生服务和政策发展提供了强有力的支持。同时，研究文献也将1998年中国卫生部将精神卫生纳入公共卫生管理、2006 年卫生部成立精神卫生处作为中国精神卫生发展的两个重要节点标志（马弘 等，2009）。

研究认为，国内外精神卫生发展都走过一段艰苦曲折的道路，在意大利、美国以及其他国家的并不太长的社区精神卫生服务历史中，体现了西方社会百年经济、文化、政治制度和法律体系的演进结果（陈为富，2011；于欣 等，2010）。中国构建精神卫生服务体系时，应借鉴国际上成功的经验、避免其教训，要解决好建立和完善社区精神卫生服务进而替代大型传统的看管式精神病医院、将精神卫生服务与初级卫生保健有机结合、将精神卫生服务纳入大卫生服务体系中等一系列问题（栗克清 等，2012）。

（2）中国社区精神卫生服务发展过程

冉茂盛和张明园（1999）认为新中国社区精神卫生有三个发展阶段，第一阶段是 1949 年中华人民共和国成立后的 15 年，在此期间开始了起步阶段的基础性服务工作，各地相继在精神医疗机构内建立了精神疾病防治科（组），社区防治开始受到政府及专业人员关注；第二阶段是"文化大革命"时期及 20 世纪 70 年代末期，仅北京、上海、杭州等个别地区坚持着社区服务，全国社区防治工作几乎陷入瘫痪；第三阶段是 1980—1999 年，社区服务主要内容由单纯防治转为防治与康复相结合，管理模式逐步向以社区为基础的康复转变，20 世纪 90 年代中国残联主导实施了"八五"计划和"九五"计划①精神病防治康复工作，对各地建立社区防治网络和拟订落实康复实施方案起到了推动作用，同时还促进了精神残疾康复研究会和精神卫生康复专业委员会等专业组织的成立。

陈为富（2011）回顾了中国 20 世纪五六十年代、八九十年代和 21 世纪初的社区精神卫生服务历史，认为中国社区精神卫生服务真正发展是在 20 世纪 90 年代初。但是，该研究却混淆了始于 20 世纪 90 年代的社区

---

① 国家"八五"计划实施年份为 1991—1995 年，"九五"计划实施年份为 1996—2000 年。

精神病防治康复服务与 2004 年以后实施的医院社区一体化的社区精神卫生服务，提出后者是前者的延续的观点有待商榷。刘飞跃等人（2016）试图从服务质量、公平与可及性方面给出社区精神卫生服务工作模式创新建议。但因作者缺乏对中国医院社区一体化的社区精神卫生服务内容和过程的深入了解，结论未见创新价值。

（3）中国已经开展的三次社区精神卫生服务实践

综合归纳前述"中国精神卫生服务发展历史和政策变化研究"和"中国社区精神卫生服务发展过程研究"可以得出：自 20 世纪 50 年代以来，中国在 50 年代后期至 60 年代中期、80 年代后期至 90 年代中期、90 年代中期至 21 世纪初已经开展过三次涉及范围较广、覆盖人口较多的社区精神卫生服务实践。

推行社区精神卫生服务的第一次实践（20 世纪 50 年代后期至 60 年代中期）

1958 年中国召开全国精神疾病防治现场工作会议（全国第一次精神卫生工作会议），确定了以解决精神疾病患者收容问题为主的"积极防治、就地管理、重点收容、开放治疗"工作原则，成立了由卫生部、民政部、公安部门组成的国家级精神卫生工作领导与协调组织（严俊 等，2008）。我国开始了第一次较大规模在基层建设精神医疗机构和精神科病床的工作，一些城市建立了以街道康复站为主的精神疾病防治网络（张明园，严和骏，1990），农村也试点开展了以家庭病床为主的防治工作（刘潇，2012）。之后的几年，一大批医学生加入精神科医生队伍，世界上一些先进的精神医学理论、精神科药物、精神疾病防治方法在中国得到应用和发展，专业人员还创立了符合当时国情的"药物、劳动、文娱体育和教育"四结合的综合治疗模式（冉茂盛，张明园，1999；张明园，严和骏，1990）。

在这次推行社区精神卫生服务的行动中，许多地区建立精神专科医院，精神科病床数量增加，提升了全国精神科的医疗服务能力，一些地方医院的医疗服务向街道和农村延伸，患者就地收容问题得到初步解决。但是，如果采用现今社区精神卫生服务的理念衡量，这些行动没有实现精神卫生整合入初级卫生保健之中，并非真正意义的社区精神卫生服务（于欣等，2010）。

推行社区精神卫生服务的第二次实践（20 世纪 80 年代后期至 90 年代中期）

1986 年全国第二次精神卫生工作会议召开，我国精神卫生进入最快发展期，在服务形式、疾病诊断、治疗和康复方法、基础与临床科研、人力资源培训等方面全面而迅速地跟上了国际发展潮流（陈希希，肖水源，2004；冉茂盛，张明园，1999）。上海等城市陆续在社区建立了重性精神疾病患者工疗站、日托所等，部分地区建设了初具规模的重性精神疾病三级防治网络（马世佩 等，1992；张明园，严和骏，1990）。

但是，20 世纪 90 年代初中国医疗卫生系统开始市场化改革，精神专科医院在强大的生存压力下，不得不放弃没有利润的社区患者随访和康复服务。街道、居委会举办的社区精神康复机构因财政支持减少、自负盈亏等原因，有的转型，有的停办，有的将原场地出租，多数地方社区精神卫生服务几乎全面瓦解，只有少数城市的街道还保留了少数康复机构，但由于从办事处或街道获得的经费有限，只有很少一部分患者能有机会获得服务（于欣，2012；严俊 等，2008；崔承英 等，2000）。

推行社区精神卫生服务的第三次实践（20 世纪 90 年代中期至今）

20 世纪 90 年代初，中国全面实施残疾人保障政策，精神残疾者被纳入其中。1991 年 12 月国务院批准颁布实施《中国残疾人事业"八五"计划纲要（1991年—1995年）》，中国残联领导地方残联开展了"社会化、开放式、综合性"的重性精神疾病康复工作。到2005年，精神残疾社区康复工作已覆盖了280个市、459个县的4.6亿人口，服务274万重性精神残疾者（谢斌，马弘，2013）；2013年，有2627个市县开展了精神病防治康复工作，584万重性精神疾病患者接受了综合防治康复（中国残联，2014）。另外，从2003年开始，在国家彩票公益金支持下，中国残联在部分区县实施"贫困精神疾病患者免费服药医疗救助项目"和"贫困精神疾病患者住院医疗救助项目"，到2013年有46.9万贫困精神疾病患者获得了医疗救助（中国残联，2014）。

中国残联组织实施的重性精神疾病康复工作，极大地弥补了20世纪90年代受市场经济冲击的医疗卫生系统社区精神卫生服务的欠缺。但是，由于受制于中国整体精神卫生服务资源不足、基层卫生机构动力不足和组织管理机制缺陷等原因，这次努力未能进一步促进全国性社区精神卫生政策出台。2004年，686项目实施之后，残联项目与686项目在许多地区逐渐实现资源整合、优势互补，统一由同一精神医疗机构和社区专业人员队伍实施项目，患者治疗费用由两个项目进行统筹支付。

2.2 研究涉及的公共政策相关概念

2.2.1 公共政策与政策工具

一般认为，公共政策包含目标、内容和工具三个基本要素。政策目标是政策愿景的体现，政策内容是实现政策目标的路径（刘伟，2015）。对政策工具概念的描述在学界尚无统一认识（顾建光，2006），普遍认同的观点为政策工具是政府治理的手段和途径，是政策目标与结果之间的桥梁

（陈振明，2003）。

通常，政策工具是指达成政策目标的手段或方法（贾路南，2017；豪利特，拉米什，2006；陈振明，2004）。然而，"政策工具并不是'自我实施的'，政策工具的应用要求有组织的努力"（顾建光，2006），这些"有组织的努力"不仅涉及政策实施组织的活动，还包括政策实施环境中的实施者和行为者之间的互动（贾路南，2017；顾建光，2006；陈振明，2004）。在公共治理中涉及的各类组织形式，如公共企业、独立或私营企业承包方、各种形式的公私合作伙伴关系等都可以被视为政策工具（Hood & Margetts，2007）。这一将公共治理涉及的各类组织形式被视为政策工具的主张很切合中国的实际。因为，中国作为一个迈向现代化的发展中国家，各类组织形式也处于发展之中，实施公共政策往往需要构建组织体系。

因此，本书将政策工具的定义扩展为：政策工具不仅是指达成政策目标的手段或方法，同时还包括达成政策目标所需的组织系统。

2.2.2 政策过程与政策子系统

迈克尔·豪利特（Michael Howlett）和 M. 拉米什（M. Ramesh）（2006）将政策过程分为议程设置、政策规划、政策制定、政策执行和政策评估五个阶段，认为"经由这五个阶段，问题得到认识、方案得到建议、其中的一个方案得到选择、选择的方案得到施行、实施的结果得到监督和评估"。陈振明（2003）将政策过程划分为：政策制定、政策执行、政策评估、政策监控、政策终结与周期的五个阶段，其中政策制定过程包含了议程设置、方案规划、政策合法化过程。萨巴蒂尔（2004）认为，观察政策过程需要一个较长的时间跨度，10 年以上的时间较为理想。

本书根据 1998—2013 年我国社区精神卫生政策演进历程，将政策过程分为：议程设置、政策制定（包括方案规划、方案合法化）、政策执行和政策评估过程。本书的研究仅包括议程设置、政策制定、政策执行过程，未涉及政策评估过程。

议程设置是指从政府角度认识问题的过程或将所有问题中真正成为关注焦点的问题筛选到列表中的过程（金登，2017；豪利特，拉米什，2006）。政策制定是指政策问题提上议事日程后经过分析研究提出解决方案的过程（政策/方案规划），以及法定主体为使政策方案获得合法地位而依照法定权限和程序所实施的一系列审查、通过、批准、签署和颁布政策的行为过程（豪利特，拉米什，2006；陈振明，2003）。政策执行是在政策制定完成之后，将政策所规定的内容变为现实的过程，表示从计划到实践的转化（豪利特，拉米什，2006；陈振明，2003）。

政策系统是公共政策运行的载体，由政策主体、政策客体及它们与政策环境的相互作用而构成，若干政策子系统构成了政策系统（陈振明，2003）。陈振明将这些子系统分为信息子系统、咨询子系统、决策子系统、执行子系统和监控子系统五类。在政策循环过程中政策子系统扮演了关键角色，是政策变革的内生来源（豪利特，拉米什，2006）。对于政策子系统的组成及分类，学者们的观察视角各有不同，但对于构成政策子系统的行动主体表述都太过于宽泛。陈振明（2003）将政策子系统分为信息、咨询（参谋）、决断、执行和监控等，认为直接或间接参与政策过程的个人、团体或组织以及政策所发生作用的对象（目标团体的社会成员）是政策子系统的组成部分。豪利特和拉米什（2006）将某一特定政策领域的行动主体称为政策子系统，认为政策子系统分类中最具影响力的分类为"以知识为基础的政策社群"和"以利益为基础的政策网络"，组成政策子系统的行动主体包括当选官员、任命官员、利益集团、研究机构和大众媒体。

从政策系统视角来看，精神卫生政策是构成政策系统的若干子系统之一。本书对精神卫生政策的执行子系统进行专门研究，为方便读者阅读理解，笔者将精神卫生政策执行子系统简化为"精神卫生政策执行系统"。本书第 7 章对精神卫生政策执行系统及其行动主体进行了分析界定（详见 7.1 节）。

2.2.3 政策试点

政策试点是我国政策制度的独有特点，是政策制定过程中的一个环节。政策试点，是在政策方案的探索性实施中进行政策制定的过程。一般而言，政策试点是指在一定时期内，上级政府在特定的范围内（如特定的地域或特定的部门）所进行的具有探索与试验性质的改革，被广泛用于中国多个方面的改革实践中（刘伟，2015；周望，2012b）。它是在中央或上级政府决定的总的政策目标、政策方向指引下，在试点地区进行政策方案的探索性实施，其中，在实践中学习和试错往往贯彻过程的始终，在经历了动态调适的过程后，最后达至方案的合理化、可操作化和细化，以及政策工具的完善，从而为宏观政策的制定提供依据。

在政策试点机制下，部分经济社会的改革方案在强调稳定与发展紧密结合的目标导向下实现制度的平稳变迁和转型，是中国改革的根本特征和基本经验，也是中国渐进式改革得以实现和长期持续的关键机制（周望，2012a）。政策试点通常分为"先试先行""由点到面"两个阶段（周望，2012a）。然而，用于先试先行的政策方案的产生并非无源之水，用于测试的政策方案必然有一个思想、内容的引进和思想的产生、内容的形成阶段。因此，本研究根据中国社区精神卫生政策演进的特点，将政策试点分为 686 项目酝酿阶段、试点先行和由点到面阶段、部门规范到法律阶段（见第 3 章）。

2.3 公共政策研究的理论框架

多源流政策过程框架是应用较为广泛的政策过程分析框架，已用于我国许多领域的公共政策过程分析研究。复杂适应系统理论则从系统演化的视角对促进政策发展的关键要素进行归纳和提炼。对于呈现和分析、归纳与提炼社区精神卫生政策的演进过程，多源流政策过程框架和复杂适应系统理论是理想的研究工具。

2.3.1 多源流政策过程框架

（1）多源流政策过程框架简述

金登在《议程、备选方案与公共政策》（2017）一书中首先提出政策议程的多源流政策过程框架（Multiple Streams Framework），用于分析政策制定过程中各个影响因素对一项政策的最终形成产生的影响，以及政策从最初产生意向到最终付诸实行的一个完整过程，是政策过程阶段性路径诸多模型中应用较为广泛的分析理论。多源流政策过程框架于20世纪90年代被翻译引进中国后，广泛用于分析中国的政策过程。

多源流政策过程框架认为，在公共政策的具体过程中存在着与问题、政治、政策相关的一些连续变化的、相互关联的因素，如同在复杂多样的丛林中流淌的水流，金登将其称为问题源流、政治源流和政策源流。

问题源流：在社会环境中充斥着各类社会问题，这些社会问题形成问题源流。各种社会问题在四处漂浮，等待发现和解决处理。政策决策者不可能关注到每个社会问题，同时也并不是每一个问题都会被提上议事日程，而某个问题是否会引起决策者的注意，取决于该问题具备的某些特质。对于问题源流中"问题"的界定，金登（2017）认为"问题与状况有所不同，恶劣的天气、难以避免的疾病或贫困等是状况，只有当人们认为应该就某些状况而采取某种行动时，状况才能被界定为问题"；"影响和促进问题源流变动的因素有：表明社会生活状况的各种指标变化，社会焦点事件或危机事件、突发事件的出现，公众媒体对社会焦点事件的反馈，立法机关对政府部门的预算约束，公共部门和政策分析专家对出现的社会公共问题做出的界定"。研究者或者观察者的价值观在对问题的界定中具有重要作用。

政治源流：广义的"政治"包括了几乎与权威性价值分配或者收益和成本的分配有关的任何活动，狭义的"政治性"因素包括了选举、政党或者压力集团等方面。金登（2017）认为：政治源流指政治系统面对社会问题的态度变化；在社会生活中不断出现的各类事件会影响、干扰人们正常的生活秩序，政治系统应对出现的社会公共问题，会形成一定的观点和态度，掌握政策决策权的机关和人员，会对政府能否利用资源去解决某些客观的社会公共问题做出反应；他们可能选择重视并着手解决这些问题，或者可能对业已存在的问题冷静观察、等待时机，或者可能回避某些难以辨明和认定的问题并以退让为策略；不管问题源流和政策源流怎样，政治源流都是按照它自己的动态特性和规则流动。与政策专业人员共识建立在理性科学的说服形式相比，政治领域共识的建立是通过一种讨价还价的过程来进行的。影响政治源流的因素有：国民舆论的变化、有组织的政治力量、政府换届与关键人事调整等。

政策源流：备选方案和政策建议等思想的提交、讨论、重新组合以及受到重视的过程。该过程通常是在一个由某一特定政策领域的专业人员组成的政策共同体中产生的。金登（2017）认为"政策制定系统有一个很长的'软化'过程，如果政策建议在政策之窗打开之前尚未经过这种长期酝酿的话，那么它们受到关注的机会很快就会过去并且被错过"，"一个具有可行性且有有效的解决方案的问题，通常比那些虽然具有较高价值但不具备解决方案的问题更有可能进入政策议程",“只有那些符合某些标准的思想才会坚持下来"。

政策源流中的关键要素主要包括:政策共同体、政策企业家、思想幸存的标准。金登(2017)将政策共同体定义为由某一特定领域的专业人员组成的网络,网络成员共同关注某一特定领域中的问题;将政策企业家定义为在推动政策建议或某一思想主张进入决策者考虑范围的过程中,不惜投入自己的资源——时间、精力、声誉等,以谋求个人利益与回报或宣传自身的价值观、影响公共政策形态的政策倡议者。他提出如果一项政策建议被采纳(也即思想幸存的标准),应该在技术上具有可行性和可操作性,在经济上能够被接受,并且在推行时的约束条件,如预算、公众接受、政治家吸纳等方面,要尽可能少。只有那些能满足相关约束条件的政策建议容易被采纳,反之则前景暗淡。在推进政策构建中,政策企业家除了要坚持不懈外,还要有将各种因素结合起来的能力和办法,只有这样才能将问题与解决办法相结合并且在政治上被接受。

政策之窗:分离的问题源流、政策源流及政治源流具有各自的特性。在一个关键的时间点上,当三大源流汇合到一起的时候,问题就会被提上议事日程,该时间点被称为政策之窗,如图2.6所示。政策之窗是政策建议支持者们推广其解决方法或吸引他人重视他们特殊问题的机会。金登(2017)认为“政策之窗通常是由政治源流中的重大事件或者紧迫的问题‘打开’的",“当决策者认为问题迫在眉睫,备选方案又符合政治上可接受的标准时,敞开的政策之窗可以为问题、政策建议以及政治的结合创造机会"。

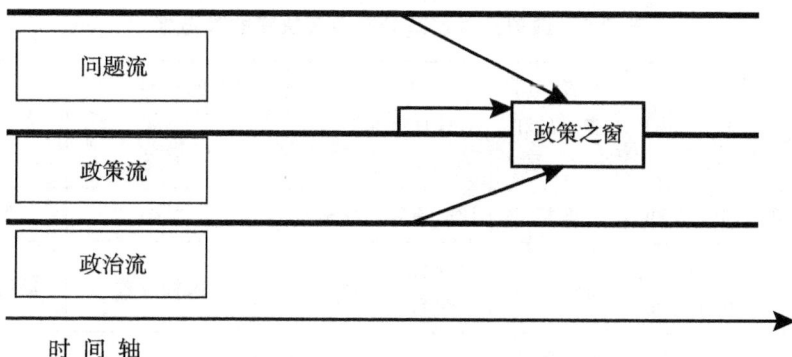

图 2.6　金登的多源流政策过程框架

转引自：谢明．（2002）．公共政策导论．北京：中国人民大学出版社．

金登认为在公共政策制定过程中，不仅政府内部的人能够影响公共政策决策，政府外部的利益集团、学者和研究人员、媒体、公共舆论等也会利用自身资源影响政策决策过程。他分别从政府内部、外部影响公共决策的参与者两个方面探讨了每一种参与者在政策议程设立和备选方案提出中的重要程度，阐述了每一种参与者发挥作用的主要影响环节、作用方式，以及每一种参与者可以利用的资源（见表 2.1、表 2.2）（杨小亭，2012）。

表 2.1　政府内部影响公共政策决策的参与者

政策决策参与者	行政当局			文官	国会	
	总统本人	总统办事人员	政治任命官		国会议员	办事人员
重要程度	非常重要	重要	重要	重要	重要	重要
主要影响环节	整个政策过程	备选方案	议程设置	议程设置	议程设置	备选方案
作用方式	积极或消极影响	拟定备选方案	界定问题	执行或阻扰方案	推动议程设置	影响议员
可以利用的资源	决定权、否决权、雇佣及解雇，协调优势、掌控公众注意力	政治层级带来的威望，接近、影响总统	职位具有的决策权	长期供职、专长、与利益集团的关系、与国会的关系	法定权威、公开性、长期供职、政治信息	与议员的关系、接触各种思想库

转引自：杨小亭．（2012）．航天技术应用产业发展公共政策分析研究．复旦大学．

表 2.2　政府外部影响公共政策决策的参与者

政策决策参与者	利益集团	学者、研究人员和咨询人员 *	媒体	与选举有关的参与者		公共舆论
				竞选者	政党	
重要程度	非常重要	重要	比较重要	比较重要	重要	重要
主要影响环节	议程设立、备选方案	备选方案	议程设置	议程设置	议程设置	备选方案
作用方式	积极或消极影响	拟定备选方案	界定问题	执行或阻扰方案	推动议程设置	影响议员
可以利用的资源	影响选举的能力、内聚力	专业、声望	影响公共舆论、影响政治家	竞选建立的联盟	意识形态、宣言、国家领导权、对追随者的要求	与议员的关系、接触各种思想库

转引自：杨小亭 .（2012）. 航天技术应用产业发展公共政策分析研究 .（博士），复旦大学 .
* 作者修订自约翰·W. 金登（John W. Kingdon）.（2017）. 议程、备选方案与公共政策（第二版·中文修订版，2017）. 丁煌，方兴，译，北京：中国人民大学出版社 .

　　2003 年《议程、备选方案与公共政策》第二版出版，金登回应了学界对多源流政策过程框架的批评和评论，专门增写了第 10 章"进一步的反思"（金登，2017）。金登的回应主要有以下方面的内容：①公共政策的制定过程既有很强的结构性，又仍然存在着剩余的随机性空间。公共政策过程中的每一条源流内的流动特征和这些源流之间的结合在本质上都不是偶然的或者随机的，但是，如同通过霍兰的复杂适应系统理论所认识到的，"当主体不仅不断地适应变化的环境，而且也同样对变化的环境进行预期的时候，它们之间会相互作用，控制是分散的，而不是集中的，而且存在连续不断的达尔文式选择"。所以，尽管公共政策的制定过程非常复杂，也能够从"一些非常复杂、流动并且似乎不可预测的现象中发现模式和结构"；但是，当人们识别了模式和结构之后"仍然还会留下一种剩余的随机性给人以惊奇和不可预测的感觉"，这是因为政策制定系统的方向"仍然严重依赖于初始的条件，并且以不同的方式发展，而这些不同的方式则取决于其碰巧开始的方式"，并且政策"进化过程意味着主体在相互适应的时候对变化的环境所不断进行的调整和不断进行的预测，进而导致不断的惊奇和创新"。②议程设置过程常常是非渐进的，而备选方案是循序渐进产生的。议程的变化常常是突然或者非渐进地发生的，这使议程建立看起来像"不时被打断的平衡"（punctuated equilibrium），结合霍兰复杂适应系统理论的思维方式，金登认为议程设置的关键不是惯性和静态平衡，而是发展和适应。但是，备选方案往往是渐渐产生的，因为政策企业家很难在瞬间就想出一个政策建议，必须对政策建议进行长时间的思考。当政策之窗打开时从零起步拟定政策建议，为时已晚。③除政策之窗打开和源流最终结合的时间外，问题源流、政策源流、政治源流各自具有独立性，又有松散的结合。④制度是政策制定的重要约束条件。正如政治制度、社会制度及经济制度对制度、宪法、程序、政府结构以及政府官员有影响一样，制度、宪法、程序、政府结构及政府官员本身也对政治制度、社会制度以及经济制度产生影响，因此"不必为了抬高政府角色和制度本身在政策议程背景下的重要地位就假定国家是某种具体化的一元角色"。金登建议，学者们需要避免在一种或另一种观点中做出选择，并且需要做更多的工作来阐明政策制定自上而下或者自下而上运行的条件和方式。

（2）多源流政策过程框架的应用

源自西方国家公共政策发展实践提炼出的多源流政策过程框架因框架和变量清晰、对公共政策过程的解释力强而在西方国家得到广泛应用。但由于中国政治体制和国情与西方不同，能否适应中国政策制定过程，有待研究（徐湘林，2004）。

利用多源流政策过程框架，户海印（2015）分析了中国大飞机项目启动的政策过程，周楠（2015）对中国异地高考问题及其改革进程展开研究，姚登攀（2017）认为多源流政策过程框架分析中国公共政策制定过程具有适用性。毕亮亮（2007）发现使用多源流政策过程框架分析中国政策过程时，必须与政治体制、管理体制等特点相结合，才能更科学地分析中国公共管理过程中的政策问题；陈奕（2011）提出，在具有中国特色的政治体制下，政治源流对推动一项政策的发展具有相对关键性的作用，各行动者对问题的界定、政策共同体成员草拟政策方案和政策企业家推动方案都有决定性的影响。研究结果表明，多源流政策过程框架大体上在我国具有适用性，但是在运用过程中需要识别和控制该理论在中国情境下的差异性因素（赵德余，2011）。

徐晓新（2014）在金登多源流政策过程框架的基础上，借鉴系统思想研究中国新型农村合作医疗政策过程，发现与经济政策相比，中央政府在社会政策的议程设置中较地方政府扮演更重要的角色，基于社会稳定和执行合法性等战略层面考量，中央政府将社会政策提上议事日程并利用政治动员和财政转移支付等政策工具，推动地方政府相应的议程设置。该研究初步回答了中国场域下社会政策机会窗口是如何被打开的。苏志英（2016）通过对广州"禁电"政策（即禁止电动自行车销售、上路、停放、加油、上牌等）的变迁过程、结果和存在的争议研究，论证了政治源流、问题源流、政策源流的地位和强弱各不相同，具体表现为容易识别的问题源流、不全面的政治源流以及相对缺失的政策源流，"禁电"政策决策前存在诸多源流上的不完善、不畅通，为"禁电"政策的执行遭遇挫折以至于失效埋下了隐忧。

2.3.2 复杂适应系统理论

（1）复杂适应系统理论简述

1994年圣菲研究所（Santa Fe Institute）的约翰·霍兰（John H. Holland）提出复杂适应系统（Complex Adaptive System，CAS）理论。

CAS 理论将复杂适应系统的主体称为适应性主体（adaptive agent），认为 CAS 主体具有主动学习与适应能力，能够在与其他主体和环境的交互中积累经验，为适应环境改变自身的结构和行为方式，而主体的这些改变使系统变得更为复杂（霍兰，2011）。在微观层面，主体与环境的互动也遵循刺激—反应模式，主体为获得发展的最优利益，体现出不断适应环境变化的能力，而这种能力使主体始终处于进化过程中；在宏观层面，由具有适应性的主体组成的系统会涌现出非线性、分化性、非周期性等种种复杂现象。霍兰（2011）提出主体具有以下 7 个特征。

• 聚集（aggregation）：指主体通过彼此间的"黏合"形成更大的多主体聚集体，新的聚集体在系统中可以像单独的主体一样行动。聚集产生新的、更高层次的聚集体（新主体）。新主体具有原来主体无法具备的优势；在新主体中原有的主体并未消失，而是得到了更好的发展。

• 非线性（nonlinearity）：指主体在同其他主体或者外界环境交互中，其属性在发生变化时并不是按照简单的线性关系变化，即整体不等于各部分的简单累加。

• 流（flows）：指在主体之间、主体与环境之间始终存在的物质、能量和信息传递。流的传递速度和传递渠道是否通畅将对系统演化进程产生影响。

• 多样性（diversity）：指主体在适应环境的演进过程中，主体间的差别会发展、扩大，最终形成分化，从而在变化的环境中获得继续生存和发展的空间。环境的多样化形成了主体适应的多样性，从而造就了系统的复杂性。

• 标识（tag）：指主体在聚集时，一个起聚集作用的专门识别标志，用于主体选择对象实现要素流传递。设置良好的标识，为主体的聚集以及增强其适应性提供了合理的基础。

• 内部模型（internal models）：是主体与外环境交互时遵循的内在规则。通过内部模型，主体可以基于一定的经验预判环境的动态，并根据预判做出适应性变化；由于内部模型的存在，外界也能够预估在不同的环境刺激下主体的行为方式。

• 积木（building blocks）：积木是复杂系统的不同组成"部分"或者"子系统"。可以将子系统视为较高层级系统中的一块积木（类似于主体）作为一个整体参与较高层级复杂系统的互动。引入积木的概念，可以将研究者的注意力集中到研究积木之间的互动规律上，而少羁绊于子系统的内部细节。

CAS 是具有生命活力的系统，各主体聚集所带来的结构和功能的涌现，使聚集后的整体呈现出各个部分所不具备的功能和特征，具有显著的非线性特征。复杂适应系统有三大特点（张立荣，方塑，2009）：

第一，主体是有生命的实体。CAS 主体具有主动性和适应能力，能"学习"、会"成长"，并随着时间而不断进化（陈禹，2001）。系统的复杂性正是在主体与其他主体交互作用中形成和产生的。

第二，交互性。CAS 系统中的主体可以接受其他主体和系统的结果反馈而修正自己的行为，在交互过程中不断地"学习"，并根据学到的经验改变自身的结构和行为方式（许国志 等，2000）。

第三，统一性。主体与环境、宏观与微观相统一。CAS 中个体的演化与整个系统的演化互为联系与因果，在宏观与微观方面形成统一的、内在的结合，可以创建市场中无处不见的涌现结构，或者形成协调的生态系统（陈禹，2001）。

亚当·斯密的《国富论》是社会科学中反映系统复杂性的最有代表性的著作。CAS 理论自提出以来，已经逐步应用到物理学、生物学、生态学等自然科学领域和经济学、管理学等社会科学领域。然而，复杂适应系统是什么？至今学术界尚未给出确切定义。美国约翰·米勒（John H. Miller）和斯科特·佩奇（Scott E. Page）在《复杂适应系统：社会生活计算模型导论》的开篇写道，"适应性社会系统由那些富有思想（尽管不一定出色）的主体之间的相互作用而形成"，但是如果"试图给出复杂系统的定义，难免会在前人难以概括复杂系统的全部内涵上重蹈覆辙"（米勒，佩奇，2012）。

尽管目前很难确切定义复杂适应系统，但是，CAS 理论的建立是人们对系统运动和演化规律认识的一个飞跃，具有十分重要的认识论上的意义。复杂性研究方法是对机械还原论研究思维的革新，它将研究对象视为有生命的个体，重视系统的自组织行为和自适应性，关注系统要素组合后产生的结构和功能的"涌现"，以及涌现产生的条件。丁榕俊（2016）提出复杂性理论本身是一个认识论，关键不再是世界的本质属性如何，而是我们如何应对、认识这个世界，它是关于如何认识广泛存在于自然界和社会的、表现形式纷繁多样的复杂系统的一种方法。

（2）复杂适应系统理论的应用

2007 年约翰·米勒和斯科特·佩奇合著出版《复杂适应系统：社会生活计算模型导论》，阐述了自 20 世纪 90 年代中期以来在复杂适应社会系统研究领域出现的关键工具与思想，介绍了多样性、涌现性、适应性、自组织等概念，展示了利用数学、计算模型等多种方法对复杂适应系统的研究过程。

在卫生领域，1998 年齐默尔曼等人（Zimmerman et al.，1998）发表

了《卫生服务领导者的复杂科学视角》，2001 年普尔谢克等人（Plsek &
Greenhalgh，2001a；Plsek & Wilson，2001b）发表了从 CAS 视角如何提
高和改善卫生服务系统的系列文章。2001 年美国医学研究所（Institute of
Medicine）发表了题为《跨越质量鸿沟》（"Crossing the Quality Chasm"）
的报告，提出卫生服务系统是复杂适应系统的观点。布斯塔尼等人
（Boustani et al.，2010）认为卫生服务复杂适应系统由半自治的主体组成，
这些主体在面对外部和内部压力（如病人的医疗状况、保险需求、法律法
规、新的研究成果、成员更替以及法律问题）时，不断地以一种非线性的
方式进行交互活动；主体在非线性交互活动中，会产生不可预测的行为
模式，试图严格地控制 CAS 系统往往会使问题恶化，并导致意想不到的
后果；卫生服务组织适应不断变化环境的能力取决于其主体的技能和适
应能力、主体间的关系和互动，以及与其他组织的沟通模式。Chen et al.
（2007）观察了医疗健康咨询系统的复杂性后发现，系统的特点是由各部分
相互影响的模式决定的，而不是由各部分特点决定的。埃德格伦（Edgren，
2008）认为应将卫生和社会服务组织视为复杂适应系统，CAS 理论可以帮
助管理者理解采用传统的自上而下方式管理复杂组织遇到的困难，他们应
将更多的注意力放在组织内或组织间的交互作用上，以达到更好的管理。

贝斯特等人（Best et al.，2012）通过回顾研究得出，实现医疗保健领
域的大型系统转型[①]的 5 条简单规则，包括以下内容。①在所有层级中努
力参与领导变革的个体；②建立了信息反馈循环；③与地方过去的工作经
历相关；④医生的参与；⑤患者及其家庭参与。林德伯格等人（Lindberg

① 医疗保健领域的大型系统转型（large-system transformations in health care），是以显
著改善卫生服务提供效率、患者保健质量，降低人群患病率为目标，所采取的协调、在系
统范围内改变影响多个组织和服务提供者的干预措施。来源：Best, A., Greenhalgh, T.,
Lewis, S., et al.（2012）. Large-System Transformation in Health Care：A Realist Review.
The Milbank Quarterly，90（3）：421-456.

et al., 1998）认为好的服务体系设计对患者的照护应该是协调、持续和无缝的，因此系统各部分联结的目标在于把不同的专业知识和资源以一种合理的方式组织起来，让患者无论是在哪个时点和地点进入卫生体系，都能享受到不间断的服务。佩因和皮特斯（Paina & Peters，2012）描述 CAS 的路径依赖（path dependence）、反馈回路（feedback loops）、无标度网络（scale-free networks）、涌现行为（emergent behaviour）和相变（phase transitions）等现象，揭示在设计与执行卫生政策和项目中卫生服务的范围是如何得到扩大的。他们认为 CAS 理论对更好地规划、实施、监测和评价卫生服务的推广非常重要，提出要更多地关注当地的环境、激励机制和执行机构，预测意想不到的后果，并制定和实施政策促进不断地利用实时数据去支持关键行动者。

劳斯（Rouse，2008）认为在卫生服务复杂适应系统建模中，首先要考虑的因素就是复杂性。卫生服务 CAS 市场分析应包括所有利益相关者，如客户（消费者）、合作伙伴（卫生保健提供者、健保机构、药房）、合作者（药房、健保批发商、制药企业、医疗器械商、研发实验室）、竞争对手（其他器械商）与监管机构（政府和政策制定者），只有在模型设计之初充分考虑了复杂性，才能在模型使用时能够更好地管理和降低复杂性（见图 2.7）。系统的复杂性设计需要考虑 CAS 系统的价值观（value philosophy）。首先，要注重系统产出（或结果）而不是投入，因此应该强调患者的健康状态（产出），而不是提供者的收入（输入）；其次，要关注结果的效益而不是结果本身，所以应该着力于健康带来的生产力提升，而不是简单的没有疾病；最后，价值意味着相关的、可用的和有用的结果，这需要利益相关者理解并尊重系统及其实施中的管理原则（Rouse，2008）。

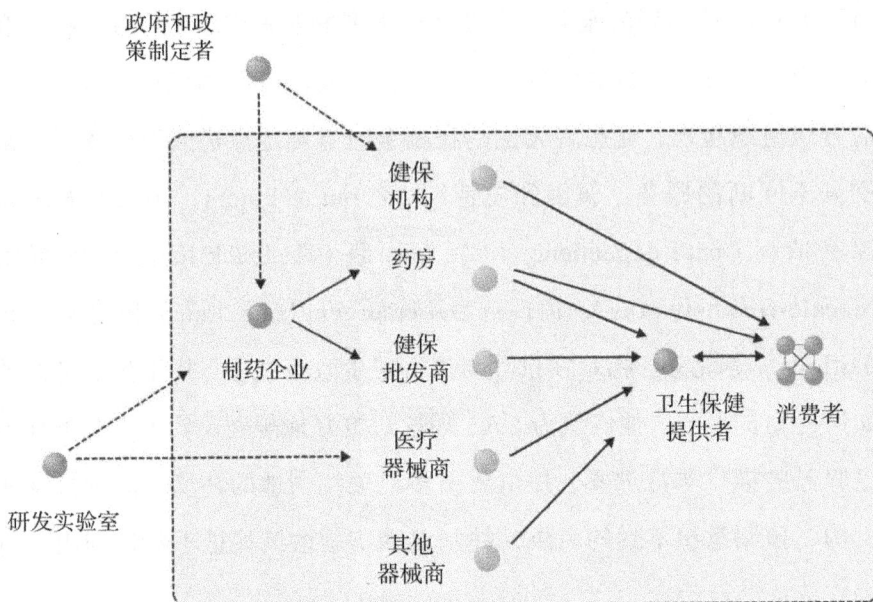

图 2.7 卫生服务系统中 5 类市场行为的复杂性模型

来源：Rouse, W. B.（2008）. Health Care as a Complex Adaptive System:
Implications for Design and Management. The BRIDGE（spring）, 17–25.

我国自然科学、社会科学诸多领域应用 CAS 理论开展的研究越来越多，应用较多的领域有经济、宏观经济管理与可持续发展、计算机软件及计算机应用、自动化技术、数学等，此外非线性科学与系统科学、金融、教育、医药卫生等 35 个领域也有文献发表。[①]

但是，公共政策领域从 CAS 理论视角开展政策过程的研究较少。任卫

[①] 本书作者 2017 年 10 月 29 日利用北京师范大学局域网，在"中国知网"搜索关键词"基于复杂适应系统理论"，获得了 1999—2017 年发表的 1411 条文献信息（经核对，去除了 1994 年以前发表的 5 篇无关期刊文献）。在 1411 篇文献中，博士论文 350 篇、硕士论文 507 篇、期刊发表文献 496 篇、会议报告文献 57 篇、报纸报道文献 1 篇。文献较多的领域为企业经济（278 篇，19.7%）、宏观经济管理与可持续发展（204 篇，14.5%）、计算机软件及计算机应用（136 篇，9.6%）、自动化技术（97 篇，6.9%）、数学（71 篇，5.0%）。此外，还有工业经济、非线性科学与系统科学、金融、教育、医疗卫生等 35 个领域的文献，其中有医药卫生方针政策与法律法规研究文献 13 篇、中医学文献 11 篇。注：因每个"中国知网"使用单位的查询范围不同，本查询数字使用"北京师范大学"名义查询，可能与其他单位的查询结果有所出入。

东（2008）提出了基于复杂科学的公共政策优化途径。梅可玉（2008）论述了在经济政策研究中关注复杂适应系统对"过程"涌现性的分析方法的应用价值。蒋园园（2010）以农民工子女教育政策为例对教育政策执行的复杂性进行了研究。刘春成（2017）的《城市隐秩序：复杂适应系统理论的城市应用》一书，将复杂适应系统理论应用到城市发展和政府治理领域的研究与实践中，提出复杂适应系统视觉下的城市认知架构，阐述了城市主体、主体聚集等 8 个城市系统分析基本概念。张莉等人（2011）运用复杂适应系统理论分析组织学习过程，提出复杂环境下的组织学习动态过程模型，研究应用组织学习机制改善各过程学习效果和提升组织绩效的方法。组织学习动态模型由组织学习过程（发现过程、发明过程、执行过程、推广过程）、组织学习机制（系统机制、程序机制、文化机制）和组织绩效（短期绩效、长期绩效）三个方面构成，每个过程之间的组织学习机制遵循了复杂适应系统的刺激反应模型。复杂适应系统中的主体能够在交互过程中"学习"或"积累经验"，通过发现、发明、执行、推广、修正的循环，以获取最佳的主体绩效为目标，不断地改变自身的结构和行为方式。

2003 年张鹭鹭研究团队在医疗卫生服务系统研究中引进复杂性理论（张鹭鹭，2003；张鹭鹭 等，2003），采用计量经济学评价模型、多主体（Multi-Agent）微观仿真等分析方法，建立了宏观医疗卫生服务系统（health delivery system，HDS）模型体系（"模拟实验室"），构建出一个符合复杂系统动态耗散结构特性的"（1+n）二重维度宏观服务体系模型"。模型具有系统结构模拟（水平维度）和问题机制模拟（垂直维度）二重维度，在水平维度上包括宏观医疗卫生服务系统、医疗卫生筹资系统、医疗服务系统、公共卫生服务系统、社区卫生服务系统、农村医疗卫生服务系统 6 个子系统模型；在垂直维度上可将预期解决的问题模块输入而建立问题模型（张鹭鹭，2007）。该研究团队先后提出城市医疗卫生系统模型

（杨祖兴 等，2005）、农村卫生系统动力学模型（张鹭鹭 等，2007；马玉琴 等，2007）、公共卫生服务系统动力学模型（田伟 等，2009）、卫生筹资系统动力学模型（谢长勇 等，2010，2005）、农村患者就医行为相关模型（张宇 等，2010）、研究型医院资源结构模型（张鹭鹭 等，2011）、抗震救灾医疗后送系统模型（刘旭，2012）等。但是，唐文熙等人（2014）认为张鹭鹭研究团队提出的大部分模型对子系统和要素之间的互动关系缺乏分析，大多停留在框架和虚拟层面；复杂系统建模难度非常高，理论模型搭建后进行具体分析时的工具运用突破则更难；纯定量方法不能完全应用于政策和管理的循证，定性和定量相结合应该成为研究的主要方法。

我国学者也将 CAS 理论应用在分析公立医院经济运行、医疗信息系统建立、医用器材流通、医院突发公共危机应对、农村卫生服务体系运行、基本药物制度评价等方面。李淮涌等人（2009，2010）分析了公立医院经济运行相关主体——政府、医疗保险机构、医药企业、患者和医院自身的行为，提出实行整体管理、开放管理、整合管理和柔性管理的建议。研究提出，在市场经济环境下，公立医院经济和谐运行的基础是各方博弈的动态均衡，在多方不完全信息下的公立医院动态博弈是重要的资源优化配置过程，而利益相关者的不当行为可以异化公立医院博弈行为，需要建立利益关联机制、信息显示机制和激励约束机制以促使公立医院经济活动达到相对均衡稳定。刘姿等人（2013）讨论了某医疗信息系统的多层次性、预约就诊服务方式的多样性、医疗服务对象的差异性、预约就诊体系运行中诸多不确定因素，以及预约就诊体系各主体间相互交流、协调的强劲适应性。葛毅等人（2006）分析了医用器材流通体系的不良运作给患者带来医疗风险的可能性，研究设计了规避风险的复杂适应系统评估模型。孙磊和潘娴（2016）针对医院突发性公共危机频繁出现的问题，提出了医院公共危机管理模式。在对中国农村卫生服务体系的研究中，有研究者（Xiao et al.，2012）观察到，中国医改基本药物政策在 3 个县实施 3 个月后，部分执行主体出现了自适应和自组织行为，政策的执行过程也呈现非线性和动态变化。该研究采用 CAS 视角分析了政策在执行中走样和不曾预料的结果是如何出现的，研究提示政策制定和执行者应该了解政策执行中的复杂性与机动性，开发政策实施相关者的行为监测机制，以及预期与非预期结果的监测机制。李伯阳等人（2016）分析了农村卫生服务体系所具备的诸如小世界、无标度、社区结构等复杂网络特性，提出了使用 CAS 理论分析并模拟农村卫生服务保健网络的具体思路。

第 3 章

社区精神卫生政策演进研究框架和方法

3.1 研究框架

在全球改善精神卫生服务运动推动下，1998—2013 年间，国家发布了全国精神卫生的工作规划（2002 年）和指导意见并设立 686 项目试点（2004 年）、出台了社区精神卫生的部门规范（2009 年）、颁布《精神卫生法》（2012 年颁布、2013 年生效实施），我国社区精神卫生政策经历了项目设立、规范出台、法律颁布的演进历程。

根据 1998—2013 年中国社区精神卫生政策发展历程，本书将这一政策过程分为议程设置过程、政策制定过程（包括方案规划、方案合法化）、政策执行过程。在本书中，议程设置过程是指从政府角度认识问题的过程或将所有问题中真正成为关注焦点的问题筛选到列表中的过程（金登，2017；豪利特，拉米什，2006）；政策制定过程是指政策问题提上议事日程后研究分析并提出解决方案的过程（政策／方案规划），以及法定主体为使政策方案获得合法地位而依照法定权限和程序所实施的一系列审查、通过、批准、签署和颁布政策的行为过程（豪利特，拉米什，2006；陈振明，2003）；政策执行过程是指在政策制定完成之后，将政策所规定的内容变为现实的过程，表示从计划到实践的转化（豪利特，拉米什，2006；陈振明，2003）。由于《精神卫生法》于2013年生效实施，政策执行时间较短，作者写作时尚未包括法律颁布后的执行过程和政策评估过程，本书出版时将2014—2023年中国精神卫生政策的发展情况补充于附录4。

首先，梳理社区精神卫生政策演进历程及其关键要素。按照时间维度将1998—2013年的中国社区精神卫生政策发展分为"686项目酝酿""试点先行和由点到面""部门规范到法律"三个阶段，并从政策目标、政策内容、政策工具三方面对社区精神卫生政策方案做具体描述。其中，政策目标是指政策愿景的体现；政策内容是指实现政策目标的路径（刘伟，2015）；政策工具是指达成政策目标的手段或方法。有研究认为，政策工具的应用要求有组织的努力，这些"组织的努力"包括政策实施组织的活动以及政策实施环境中的实施者和行为者之间的互动（贾路南，2017；顾建光，2006；陈振明，2004）。因此，本书将政策工具定义为不仅是指达成政策目标的手段或方法，还包括达成政策目标所需的政策执行的组织或系统。本书揭示了作为政策工具的服务组织系统构建对于社区精神卫生政策方案成熟、改善政策方案可操作性的促进作用。

在循证的基础上，社区精神卫生的政策目标是如何确定的，政策内容又是怎样围绕实现政策目标一步步由原则要求到具体细化，在构建政策工具的过程中，尤其是服务系统如何架构以适应不同地区千差万别的精神卫生服务资源状况，将是本书要呈现的重要的和关键的内容。基于政策试点理论，本书阐述了社区精神卫生政策方案在686项目"试点先行"和"由点到面"过程中，服务的组织架构如何得到测试和修正、服务内容和服务流程如何具体化、政策方案获得合理化和可操作化后如何实现合法化。

其次，采用多源流政策过程框架对中国社区精神卫生政策的议程设置过程进行阐述。在关于公共政策过程议程设置的诸多框架、理论和模型中，多源流政策过程框架以其较强的宏观视角和结构性，能够从复杂的、流动的政策过程中发现模式和结构特征，已在许多领域的政策研究中广泛应用。多源流政策过程框架可以剖析、呈现社区精神卫生政策的议程设置过程，分析影响议程设置的因素，是较好的分析工具。政策过程的动态质变演进表现为问题源流、政治源流、政策源流中的各种要素发生与发展，政策窗口开启及三条源流的交汇过程。多源流政策过程框架创始人金登认为，公共政策的制定过程有很强的结构性，公共政策过程中的问题、政策、政治三条源流各自具有独立性，又有松散的结合，每一条源流内的流动特征和这些源流之间的结合在本质上都不是偶然的或者随机的；议程设置过程常常是非渐进的，而政策备选方案是循序渐进产生的，当政策之窗打开、三条源流交汇时，只有具有技术可行性和可操作性、能够被社会接受、具有成本效益的政策备选方案才有可能最终发展成为政策（金登，2017）。

最后，基于复杂适应系统理论探讨促进社区精神卫生政策演进的内生动力。在实践中，参与精神卫生服务的诸多医疗／基层卫生机构、精神卫生行业组织和精神科医师、精神疾病患者等，共同构成了精神卫生服务的生态系统。政策系统是公共政策运行的载体，由若干政策子系统构成（陈振明，2003）；在政策过程中政策子系统扮演了关键角色，是政策变革的内生来源（豪利特，拉米什，2006）。复杂适应系统理论将某一系统的参与者视为有生命的主体（米勒，佩奇，2012）。具体到本研究，本书将参与政策执行过程的机构、关键人物、组织等视为有生命的主体，这些主体构成了政策执行的复杂适应系统。精神卫生服务系统中的医疗卫生机构、卫生行政部门、行业／社会组织、制药企业、大众媒体、精神疾病患者等

（可视同为政策执行系统的各行动主体），他们通过彼此之间建立的服务与被服务、管理与被管理、供方和需方等关系，相互依赖和互动，彼此学习和适应，得以生存和发展，满足了复杂适应系统的特征，是复杂适应系统。霍兰（2011）提出复杂适应系统中的各个主体，其相互间及与外界环境之间不断地交换信息并相互适应和适应变化的环境，存在连续不断的达尔文式选择，以求得自身的生存和发展空间，成为复杂适应系统不断进化的内生动力。社区精神卫生政策方案的测试和修正过程，即复杂适应系统的主体在相互适应时，对变化的环境所不断进行的调整和不断进行的预测，进而导致不断的系统创新的过程。同时，在主体不断的交互作用和适应环境过程中，系统也变得更为复杂，从而主体的适应性造就了系统的复杂性（霍兰，2011）。复杂适应系统理论为我们观察分析政策执行系统行动主体的运动变化和揭示政策系统各行动主体的运动规律提供了研究工具。基于复杂适应系统理论，阐述精神卫生政策执行系统行动主体的构成及其行为方式和系统基本特征，是探讨促进社区精神卫生政策演进内生动力的适宜的理论工具。

综上，对中国社区精神卫生政策的演进过程的考察，本书一方面做宏观、全面的描述与呈现，另一方面基于多源流政策过程框架、复杂适应系统理论的视角，对这一政策演进过程进行立体的、多侧面的剖析和解读，以揭示政策发展的"密码"。本书将宏观梳理并呈现中国社区精神卫生政策的演进发展脉络，基于多源流政策过程框架阐述议程设置过程中问题源流、政治源流、政策源流的流动方向，论述政策制定和政策执行过程中的政策目标、内容和工具构建及关键影响因素，以复杂适应系统理论的视角阐述政策系统行动主体的行为逻辑，探讨促进政策演进的内生动力。

具体分析框架（见图3.1）和分析思路如下。

1998 年 回应倡导	2004 年 设立项目	2009 年 出台规范	2012 年 颁布法律

时间范围	1998—2004 年	2004—2009 年	2009—2013 年
政策发展阶段	686 项目酝酿	试点先行、由点到面	部门规范到法律
政策过程	议程设置过程	政策制定过程： 方案规划、规范出台	政策执行过程： 法律颁布（未涉及政策评估过程）
各阶段的 分析要素	问题源流 政治源流 政策源流 议程设置	政策目标：针对问题选择可行性、操作性强的目标 政策内容：从宏观倡导、泛泛要求，到细化、具体 政策工具：执行方案的组织系统构建方式改良	
精神卫生服务复杂适应系统（精神卫生政策执行系统）	复杂适应系统的主体（政策执行系统的行动主体） 主体特征：聚集、非线性、流、多样性、标识、内部模型、积木系统的基本特征		

图 3.1　分析框架

第一，分析中国社区精神卫生的政策演进过程，对整个政策的演进过程首先做全景式呈现。通过文献研究，对社区精神卫生政策演进的阶段与标志性事件进行梳理和阐述，即按照政策发展的不同阶段，分阶段梳理出中国社区精神卫生政策发展历程。采用"倡导回应""项目试点""规范出台""法律颁布"四个节点，标识出政策发展的"686 项目酝酿阶段""试点先行和由点到面阶段""部门规范到法律阶段"；再分阶段描述其中具有里程碑式的标志性事件以及事件发生的环境条件，以期对中国社区精神卫生政策的演进脉络、重要节点和关键因素给出总体轮廓描述和全景式展示。该部分内容在第 4 章呈现。

第二，阐述政策议程设置过程。通过文献研究和采用半结构式问卷进行关键人物深度访谈，应用多源流政策过程的分析框架，分析社区精神卫生政策演进中问题源流、政治源流、政策源流的流动特征并阐述三条源流是怎样打开议程设置的机会窗口的，论述精神卫生政策企业家与政策共同体的特征与作用。本部分内容在第 5 章呈现。

第三，论述政策制定和政策执行过程。通过文献研究和半结构式问卷进行关键人物深度访谈，论述在政策试点中政策方案的提出、测试和修正，以及合法化的政策制定过程，在新医改支持保障下的政策执行过程。重点阐述了政策试点中构建服务提供的组织系统这一重要的政策工具，以及重性精神疾病患者社区服务和管理被纳入新医改设立的基本公共卫生服务项目中，由此，社区精神卫生政策的发展得到了强劲的驱动力和有力的支持，从而使社区精神卫生政策构建跃上新台阶。本部分内容在第 6 章呈现。

第四，运用政策系统概念，建立精神卫生政策执行系统——精神卫生服务复杂适应系统（complex adaptive system of mental health，以下称精卫 CAS），基于复杂适应系统理论视角，考察系统中各政策参与者（即系统主体，指管理性主体、服务性主体、技术性主体、辅助性主体、服务对象）活动的行为方式，阐述系统主体在聚集后产生的系统功能非线性改变，以及系统出现的多样性与复杂性变化，探讨社区精神卫生政策演进的内生动力。本部分内容在第 7 章呈现。

最后，提出研究结论，结合中国医药卫生体制改革（新医改）实践，对建设"健康中国"发展精神卫生服务促进心理健康、构建分级诊疗制度提出政策建议，并对有关公共政策研究有所回应。

3.2 研究方法

本书的研究重点是对我国社区精神卫生政策演进的系统化分析。这一演进过程涉及很多关键性的主体，是政策演进的推动人和掌舵者。为了实现研究目的，需要对这些关键主体进行深度访谈，挖掘出这一过程中深层次的材料。在此基础上，还需要对这些一手材料进行详细的整理分析，获得社区精神卫生政策演进过程的深层次的内容以及政策发展的内生动力，从而勾画出社区精神卫生政策的发展全貌及内涵。这一研究过程聚焦的是事物深层的、机制层面的内容，大规模地收集数据、进行量化分析无法触及这一演进过程中的动力、机制等深层次的内容。因此，本研究主要采用质性研究的方法。

陈向明（2010，2000）认为质性研究是以研究者本人作为研究工具，在自然情境下，采用多种资料收集方法（访谈、观察、实物分析），对研究现象进行深入的整体性探究，从原始资料中形成结论和理论，通过与研究对象互动，对其行为和意义建构获得解释性理解的一种活动。质性研究的历史比较长远，有不同的发端渊源和理论体系，在发展过程中不断地吸收不同学科的营养，形成了跨学科的思维模式，也形成了非常多的具体研究手段。早期的民族志研究开创了社会科学领域内长期实地调研的模式，这也成为质性研究的一项传统，这种实地调研的方法极大影响了西方人类学家的研究范式。质性研究在历史发展和社会结构的交接处探讨被研究者的个人体验与意义阐释，提出具有解释力度的结论，对研究现象进行全方位的"深描"，能够丰富人们对该现象的理解，通过认同和共鸣获得研究结果的推广（陈向明，2010）。质性研究有利于研究者挖掘自己的个人经验和直觉，通过内省、反思和共情，了解和理解被研究者的惯常社会行动与主观经验，并对历史和社会结构的影响因素获得自己独特的洞察（陈向明，

2010）。在质性研究的三种研究取向中，相比于主流的实证主义研究和边缘的解释主义研究，行动研究作为"第三条道路"越来越受到社会科学研究的重视（陈向明，2000）。[①] 行动研究以社会改进为目的，强调行动者做研究，在行动中研究，为行动而研究；它以反思理性为基础（与技术理性相对），认为行动中的"知"很难用概念和语言来表达，只有在具体情境和问题解决中才能了解到行动者思维与情感的"真实"（陈向明，2008）。质性方法的这些范式和特点对于分析社区精神卫生政策演进过程而言非常适合，能发现深层次的内容，可以较好地实现本书的研究目的。同时，1998—2013 年，笔者在中国精神卫生政策制定、实施的一线工作，是这一领域发展的亲历者、见证者和推动者，自身对这一领域有较为深刻的认知和理解，同时也是这一领域中关键人物的纽带，能够获得主要关键人物的访谈资料，可以较好地借鉴参与式研究的一些范式。因此，本书把社区精神卫生政策的演进作为一个案例，把握其演进过程，挖掘其内在内容，发现其内在的机制和动力，从而对这一领域做立体化的呈现。

3.2.1 文献研究

文献研究主要是对相关的政策文本、统计数据、正式和非正式发表的文献、总结报告、会议材料等的收集、整理、复习、归纳和总结。对于一项具体研究而言，文献研究能够发现现有研究体系中的不足与空白，通过对拟进行的研究领域的整体扫描和深度挖掘，以更深入地聚焦于拟研究的问题。本书在研究中，首先对社区精神卫生相关研究现状做详细综述，对社区精神卫生政策研究的重点及相对不足做详细分析。本书还对公共政策研究相关的多源流政策过程框架、复杂适应系统理论的文献和理论做了梳理，并以这些理论为基础，结合本书的研究目的，构建了分析框架，使本

---

① 陈向明（2000）认为，实证主义研究主要基于后实证主义理论范式，解释主义研究主要基于建构主义范式，行动研究主要基于批判主义理论范式。

书的研究更为系统化和结构化。

　　档案是对某一事件原始的记录，最能反映事件当时的状况，也具有很高的权威性。对档案材料进行分析，往往可以发现深层次的内容。但是，档案材料在可及性方面有一定的局限。由于笔者为所研究的政策过程的具体参与者和实施者，故本研究在获取相关档案材料方面有独特的优势，因此这也是本书重要的原始材料，相关的档案材料极大地丰富了本书的研究素材。本研究重点收集了卫生部疾控局慢性病预防控制处（1998—2006年）和精神卫生处（2006—2013年）、国家精神卫生项目办公室的相关档案材料，这些材料是深度访谈资料的重要补充，也可以与访谈资料进行相互印证，保证本研究的科学性。

　　文献研究获得了公开发布的政策文本、正式发表的文献，以及项目总结报告、会议资料等内部资料。研究所采用的政策文本、正式发表的文献已收入本书参考文献，所涉及的详细档案材料如下（见表 3.1）。

表 3.1　档案材料汇总

代码	类型	档案名称
DA1	内部资料	2004 年中央转移地方重性精神疾病监管治疗项目总结会材料，国家精神卫生项目办公室
DA2	内部资料	2005 年中央转移地方重性精神疾病监管治疗项目总结会材料，国家精神卫生项目办公室
DA3	内部资料	2006 年中央转移地方重性精神疾病管理治疗项目总结会材料，国家精神卫生项目办公室
DA4	内部资料	2007 年中央转移地方重性精神疾病管理治疗项目总结会材料，国家精神卫生项目办公室
DA5	内部资料	2008 年中央转移地方重性精神疾病管理治疗项目总结会材料，国家精神卫生项目办公室
DA6	内部资料	2009 年中央转移地方重性精神疾病管理治疗项目总结会材料，国家精神卫生项目办公室

代码	类型	档案名称
DA7	内部资料	2010 年中央转移地方重性精神疾病管理治疗项目总结会材料，国家精神卫生项目办公室
DA8	内部资料	2012 年中央转移地方重性精神疾病管理治疗项目总结会材料，国家精神卫生项目办公室
DA9	内部资料	2013 年中央转移地方重性精神疾病管理治疗项目总结会材料，国家精神卫生项目办公室
DA10	内部资料	2010 年全国重性精神疾病管理治疗工作会议资料，卫生部疾控局
DA11	内部资料	2000—2013 年全国人大代表、政协委员关于精神卫生工作建议和提案统计，卫生部疾控局
DA12	内部资料	卫生部 / 强生战略合作伙伴项目总结材料，国家精神卫生项目办公室
DA13	内部资料	卫生部 / 礼来精神卫生合作项目总结材料，国家精神卫生项目办公室

3.2.2 质性研究（访谈法）

近 20 年来，质性研究作为社会科学研究的方法，在我国逐渐发展并被运用到公共政策研究领域。质性研究是在自然情境中进行的、关注个体、注重对意义的"解释性理解"，质性研究通过访谈等多种途径获得资料，采用归纳法分析资料（王根顺 等，2009）。而案例研究则是政策过程研究的基本方法（黑尧，2004）。本研究关注的是社区精神卫生服务建立和演进的案例，解析社区精神卫生政策演进过程中问题源流、政治源流、政策源流的演进特征，分析促进政策演进的内生动力，因此采用了能较好实现研究目的的质性研究方法。

（1）关键人物深度访谈

关键人物是指在推动政策演进的精神卫生政策企业家和政策共同体中

的政府官员和学者。本研究的关键人物主要来自国家精神卫生专家团队、国家精神卫生项目办公室、部分地区卫生行政部门和精神专科医院负责人、高校精神卫生政策研究学者、法学学者等。

本书对关键人物访谈采用了半结构式访谈。在对文献资料全面收集、整理、分析、归纳等基础上，围绕研究中需要深入探讨和交流的问题，笔者拟定了半结构式问卷（访谈提纲，见附录1），制定粗线条的访谈框架，通过面对面访谈，以及电话、即时通信软件等现代信息交流方式开展深度访谈，收集研究材料。在访谈过程中，关键人物可以在相关问题上做开放式的讲述，以最大限度地收集到完整的资料；同时，对不同专业背景和工作性质的关键人物，当遇到访谈对象不熟悉的领域或者问题时，只稍涉及或者跳过。关键人物访谈是本书最重要、最珍贵、最独特的材料来源。

本书相关的关键访谈人员情况整理如下（见表3.2）。

表3.2　关键访谈人员编码表

代码	人员编码	人员	备注	访谈方式	性别	年龄
ET1	A，D，E	全国资深精神卫生专家，从事精神疾病防治工作50多年	曾任中华医学会精神病学分会主任委员、中国残联副主席	面访	男	78
ET2	A，D，E	上海市精神卫生中心书记，司法精神病学专家	《精神卫生法》起草专家之一	面访	男	55
ET3	A，D，E	曾任北京大学第六医院副院长，司法精神病学专家	《精神卫生法》起草专家之一	面访	男	54
PO1	A，B，D，E	曾任北京大学第六医院院长，国家精神卫生项目办前任主任	曾任中华医学会精神病学分会主任委员、中国医师学会精神科医师分会会长	面访	男	53

代码	人员编码	人员	备注	访谈方式	性别	年龄
PO2	A，B，D，E	国家精神卫生项目办前任副主任		面访	女	61
PO3	A，B，D，E	上海市精神卫生中心精神疾病防治专家		微信语音	女	55
LD1	A，C，D，E	上海市精神卫生中心院长		面访	男	56
LD2	C，E	成都市卫生计生委负责人之一		微信语音	女	58
LD3	C	成都市卫生计生委负责人之一	曾任成都市卫生局疾控处处长	微信语音	男	51
LD4	C，E	哈尔滨市第一专科医院院长		微信语音	男	59
AR1	D，E	高校公共卫生学院教授		微信语音	男	53
AR2	D，E	高校法学院教授	《精神卫生法》立法顾问之一	电话	男	59

注：人员编码如下所示。A——国家专家团队成员；B——国家精卫项目办成员；C——部分地区卫生部门/精神专科机构负责人；D——高校学者；E——精神科医师或曾经为精神科医师。

（2）资料收集和分析

本研究资料收集和分析的过程如下：第一，进行全面文献和资料收集，获得丰富的一手研究素材；第二，以本书构建的分析框架为基础，对收集到的原始材料进行初步加工，去粗存精，逐步聚焦到本研究的重点上，围绕研究目的，使用整理的文献资料，提出研究的报告框架和初稿；第三，结合研究报告框架和初稿，拟定半结构式访谈问卷，对研究确定的关键访谈人员进行深度访谈，并整理、分析访谈资料；第四，将文献研究资料和深度访谈资料一并结合分析，对材料进行细致的加工和解读，根据设定的分析框架重新组织材料，形成本书的研究主体部分；第五，在论证的基础上，得出了本书的研究结论。研究中，资料的收集和分析过程与研究报告框架的架构过程，并非像以上描述般一帆风顺，而是经历了多次的构思、推翻再重新架构的反复，并且根据不断收集到的、关键人物补充进来的新的证据和事实，对研究的事实部分做进一步更新，重新审视研究的结论恰当与否，进一步丰富研究结论并使之准确。

在本研究中，收集的文献资料主要包括：① 1998—2013 年间中国政府公开发布的精神卫生相关规划、指导意见、工作规范、管理制度等政策文件和《精神卫生法》文本，以及中央转移支付地方重性精神疾病管理治疗项目（686 项目）的管理文件、医药卫生体制改革相关文件；②此期间公开出版的精神卫生相关研究报告、培训教材，以及卫生部年鉴等文献；③此期间卫生部疾控局相关处室的工作会议资料、全国人大代表建议和全国政协委员提案的统计资料等，国家精神卫生项目办公室的 686 项目年度总结报告、合作项目总结报告等；④此期间研究者的工作笔记、工作总结资料等。

文字资料整理分析包括以下内容。首先，尽量收集档案材料的电子版，如无电子版，则收集纸质材料。其次，反复阅读政策文本、正式发表的文章和档案材料。最后，开展资料的整理和分析：一是按照时间，逐年梳理发生的事件，同时记录下发生事件背景；二是归纳、提炼出事件的核心要素；三是根据提炼出的核心要素，对事件按照核心要素重新进行分类整理和编排。

为最大可能地、客观地呈现并还原出事件及事件过程的原貌，尽量避免研究者的主观性和个人倾向性，在资料的采用中，笔者遵循了以下原则。第一，对事件的内容，首先采用正式公布的政策文件，或者已经公开发表和出版的学术研究文献、政府研究报告、培训教材等。第二，对事件的过程，按照政策文件正式公布的时间，或者已经公开发表和出版的学术研究文献、政府研究报告、培训教材等记载的时间先后，对事件进行排列整理。第三，对事件中的培训人数、经费等数据，首先采用已经公开发表的文献、报告、教材中的数据，其次采用收集到的档案材料所记载的数据，最后采用关键人物提供的数据。

经整理分析，资料的核心要素参见表 3.3。

表 3.3 资料核心要素

核心要素	资料来源	关注点
国际倡导	2	世界卫生组织等国际组织有关促进社区精神卫生服务的文件、讲话、致信、研讨会等
政府回应和动员	2，3	卫生部等部门对国际组织促进精神卫生服务倡导的回应，包括机构的职责分工、领导人讲话/回信、工作会议、研讨会等
社会和技术资源动员	2，4，5，6	卫生部、精神医疗机构、精神卫生学会与协会等非政府组织开展的人员培训、合作项目、政策研究，制药企业资助的精神卫生合作项目，卫生部精神卫生专家组等
大众宣传	1，2，5，6	卫生部、精神医疗机构、制药企业举办的精神卫生宣传等
社会关注	2，6	重性精神疾病患者肇事肇祸事件引发的媒体报道、讨论，专家行动等
政策与保障	1，3，4	与精神卫生工作相关的机构设立，卫生部等部门出台的有关精神卫生的政策文件、与重性精神疾病管理治疗工作相关的文件、医药卫生体制改革相关文件、部门协调制度等
试点项目	2，3，5，6	重性精神疾病管理治疗项目的立项、每年的项目内容、经费、覆盖范围，试点项目的推广、卫生行政部门和医院管理人员培训等
项目管理制度和条件	1，2，3，5，6	重性精神疾病管理治疗项目的立项、每年的项目内容、经费、覆盖范围等
项目组织体系和服务网络	2，3，4，5，6	重性精神疾病管理治疗项目的组建架构、执行机构组成，精神卫生服务资源、人力资源、财政保障的研究等
规范性制度建设	1，2，4，5	重性精神疾病管理治疗工作规范、信息管理制度、《精神卫生法》等

续表

核心要素	资料来源	关注点
服务体系建设	1，2，3，4	精神卫生服务体系研究及发展建议、国家对精神医疗机构建设和设备的资金投入等

注：资料来源中的数字分别代表以下内容。1——正式公布的政策文件；2——公开发表的文献；3——公开出版的研究报告；4——公开出版的培训教材；5——档案材料；6——关键人物访谈。

在关键人物访谈阶段，先通过电话事先告知访谈对象正在进行的研究以及研究目的，并询问访谈对象是否同意接受访谈，如同意，则约定访谈时间和访谈方式（面访、电话或即时通信工具访谈）；再根据事先约定的时间和方式，开展访谈。面访均安排在工作时间在访谈对象单位的会议室或者办公室进行，电话或即时通信工具访谈均安排在下午 3 点或者晚上 8 点以后。访谈开始后，研究者首先介绍访谈目的是研究者为完成博士论文而进行的访谈，再介绍本研究的目的和过程；在征得访谈对象同意后，均做了录音。在本研究中，所有计划进行深度访谈的关键人物均接受了访谈，没有人表示拒绝。共访谈 12 人，其中 6 人为面访，6 人为电话或者微信语音访谈；访谈录音总时长 665 分钟，最长访谈时长 73 分钟，最短时长 31 分钟，平均时长 55.4 分钟。访谈对象参与访谈的高接受度，应当与研究者曾同所有访谈对象熟识或者曾长期多年共事有关。

对访谈录音资料的整理分析：先对录音进行转录，并对照原始录音反复阅读、熟悉转录后的文本，确保资料的正确性；然后围绕访谈问卷的问题，对转录资料中出现的核心词句进行标注，使访谈材料的核心词句成为深入理解和分析政策过程中的关键和缘由。经整理分析，访谈材料的核心词句参见表 3.4。

表 3.4 访谈材料核心词句

访谈关注点	解释	核心词句	访谈对象
疾病负担重	由精神疾病导致的个人健康受损、残疾等	慢性病，病程长，经常会发作；社会功能（学习、工作、家庭、人际交往等）受损	ET1, LD2
家庭负担重	由精神疾病导致的家庭损失，包括但不限于经济损失	家庭经济负担重，亲情背离，抛弃患者；特殊群体	LD1, ET3
社会负担重	由精神疾病导致的社会损失，包括但不限于经济损失	被歧视，发展负担（受限）；社会危害性，影响他人的生命财产安全	AR1, PO2
公民权益受损	由精神疾病导致的人身自由受限，民事权利受损	流落社会，或被关锁；民事权利不能正常履行	AR2
政府责任	政府对精神疾病所采取的支持性政策和措施	持续地进行治疗管理，将减轻社会管理负担；公民有要求守护自己健康的权利，这个权利需要政府提供基本的保障	ET3, AR2
社区服务	在社区开展的精神卫生服务内容、重点	全国统一能够做的基本上是诊断治疗重性精神疾病；政府关心的痛点是精神疾病患者可能的肇事肇祸行为；针对重性精神疾病加强社区为基础的管理	ET2
社区服务的组织方式	哪些类别、何种层级的机构提供了社区精神卫生服务？它们之间是如何组织、联系的？	专科医院在建设社区精神疾病防治网络中是建网的基点；不同层级精神专科医院之间建立指导、服务关系；精神卫生划区分段负责制；网格化管理	PO3, LD3, LD4
动 机	参加推动社区精神卫生服务的目的和原因	临床责任，社会责任；职业良心；改变现状的想法非常强烈；立法里面必须要有这个内容	PO1, LD4, LD3, ET3, PO2, ET2
核心专家组的作用	精神卫生政策企业家在社区精神卫生试点中的作用	起到了最核心的作用，而且是顶层设计的作用；是政府得力的助手	ET2, PO2

注：访谈对象的编码，对应表 3.4"关键访谈人员编码表"中的"代码"。

第 4 章

社区精神卫生政策的演进历程

本章对 1998—2013 年中国社区精神卫生的政策演进过程做了总体轮廓描述和全景式呈现，梳理和阐述了政策演进的阶段、标志性事件以及事件发生的环境条件。

20 世纪 90 年代初联合国大会通过《保护精神疾病患者和改善精神保健的原则》（46/119）决议，掀起全球发展社区精神卫生的浪潮。1996 年、1997 年世界卫生组织先后发起"各国携起手来，推动精神卫生"全球倡议（张立，1999）、发布《精神卫生保健法：十项基本原则》，时任世界卫生组织总干事于 1997 年在世界卫生大会上发表讲话，促进世界卫生组织成员在初级卫生保健层面改善精神卫生服务，要求在社区提供神经精神病学护理、基本药物和基本社会心理干预（世界卫生组织，1997）。之后，世界卫生组织在美洲区、东地中海区、欧洲区、亚洲区举办了高层会议和一系列活动。国际社会促进社区精神卫生的全球性行动，为中国社区精神卫生的发展和政策构建提供了有力的社会环境支持。

回溯社区精神卫生服务的发展历史，我国在 19 世纪末才建立了现代意义上的精神医学和专科医院，到 20 世纪 40 年代末仅有 9 所专科医院和 1000 多张病床。20 世纪 50 年代后期，我国开始了第一次较大规模在基层建设精神医疗机构和精神科病床的工作，一些城市建立了以街道康复站为主的精神疾病防治网络（张明园，严和骏，1990），农村也试点开展了以家庭病床为主的防治工作（刘潇，2012）。但是，有评价认为这些行动没有实现精神卫生"整合"入初级卫生保健之中，并非真正意义的社区精神卫生服务（于欣 等，2010）。20世纪80年代中期随着"全国第二次精神卫生工作会议"召开，我国各地建立了一批社区康复站、工疗站等服务机构，我国精神卫生工作全面而迅速地跟上了国际发展步伐（陈希希，肖水源，2004；冉茂盛，张明园，1999），开启了在全国范围内第二次推行社区精神卫生服务的努力。然而，受20世纪90年代初中国医疗服务市场化改革影响，社区精神卫生服务几乎全面瓦解，只有少数城市还保留了部分社区康复机构（于欣，2012；崔承英 等，2000）。1991年中国残联在部分地区推行社会化的开放式综合性精神疾病防治康复工作，以社会组织之力第三次在全国推广社区精神卫生服务。由于受制于整体精神卫生服务资源不足、基层卫生机构动力不足和组织管理机制缺陷等原因，这次努力同样也未能进一步促进全国性社区精神卫生政策出台。

上述三次推动社区精神卫生服务积累的经验，给1998年开启序幕的中国新一轮社区精神卫生政策发展提供了宝贵的经验借鉴。作者根据中国新一轮社区精神卫生政策演进的特点将这一过程分为686项目酝酿阶段（1998—2004年）、试点先行和由点到面阶段（2004—2009年）、部门规范到法律阶段（2009—2013年）。

4.1 政策重启与初步实施（1998—2004年）

这一时期是新一轮的中国社区精神卫生服务再启动期，也是社区精神卫生试点设立之前的酝酿阶段。在全球推动社区精神卫生服务的国际大环境下，我国做出积极回应，出台了发展社区精神卫生服务的政策方案，并在政府高层倡导、广泛社会宣传、顶层规划设计、技术资源动员等方面开展了大量工作。

4.1.1 国际倡导与政府回应

（1）召开中国／世界卫生组织精神卫生高层研讨会

1999 年 11 月"中国／世界卫生组织精神卫生高层研讨会"分别在北京、上海召开（张明园，2000），时任国务院副总理致信会议表示"中国政府愿同国际社会一道，为增进人民的健康水平不懈努力"（陈光曼，1999）。在北京的会议上，时任卫生部部长和副部长、民政部副部长、中国残联主席、世界卫生组织总干事出席会议。会议讨论通过了《中国／世界卫生组织精神卫生高层研讨会宣言》，宣言提出：精神疾病不仅是一个重要的公共卫生问题，而且是一个突出的社会问题；中国响应全球发展精神卫生的倡议，致力于改善精神卫生状况，加强对精神卫生工作的领导和支持，加强部门间协同与合作，研究制定精神卫生工作规划，促进依法管理精神卫生，在政策与经费上给予精神卫生工作必要的支持，充分动员社会力量参与支持精神卫生工作（卫生部，2000）。

高层会议推动了中央和一些地方的卫生部门对精神卫生工作的重视。2000 年卫生部着手筹备全国第三次精神卫生工作会，精神卫生立法工作也重新启动（谢斌，2013）。

（2）中央领导承诺推进精神卫生事业

为进一步唤起和继续保持各个国家对精神卫生的重视，在 21 世纪第一年的世界卫生日（2001 年 4 月 7 日）到来之前，世界卫生组织决定将世界卫生日宣传主题确定为"精神卫生：消除偏见，勇于关爱"。2000 年 11月 10 日时任世界卫生组织总干事就 2001 年世界卫生日宣传事宜专门致信中国国家主席。

2001 年 3 月 8 日中国国家主席回信世界卫生组织总干事表示，"中国政府历来重视精神卫生事业的发展，将动员全社会，努力为精神障碍患者重返社会创造适宜的环境"（新华社，2001），精神卫生工作受到了我国政府高层领导前所未有的重视。

（3）召开全国第三次精神卫生工作会议

经过近 2 年的筹备，卫生部、公安部、民政部、中国残联联合于 2001 年 10 月 30 日召开"全国第三次精神卫生工作会议"，来自 31 个省级行政单位的卫生、民政、公安和残联的代表数百人参加会议（唐芹，2001）。时任卫生部副部长做题为"齐心协力、脚踏实地，全面推进新世纪精神卫生工作"的主题报告，华西医科大学（现四川大学）心理卫生研究所刘协和教授做题为"中国精神卫生现状与背景"的专业报告。会上宣读了国家主席给世界卫生组织总干事的信，时任卫生部部长、民政部副部长、公安部副部长以及中国残联主席等多个部门高层领导人发表讲话。会议认为，随着经济和社会发展，工业化、城市化、人口老龄化进程加快，精神和行为问题已经成为中国重要的公共卫生问题和较为突出的社会问题，提出"预防为主，防治结合，重点干预，广泛覆盖，依法管理"的新时期精神卫生工作指导原则（殷大奎，2002；张文康，2002）。会议围绕进一步加强精神卫生工作的若干意见草案和到 2010 年的全国精神卫生工作中长期规划草案进行了广泛深入的讨论。

会议报告专门就精神医疗机构服务与社区卫生服务的关系进行了阐述，认为精神医疗机构是精神卫生服务的资源中心，要按照国家医疗卫生体制改革精神，在提高自身服务能力、改善服务质量的同时，扩大和调整现有精神医疗机构的服务方向与服务重点，强化对基层卫生机构和社区康

复机构在预防、治疗、康复方面的技术培训与指导；精神卫生的机构服务
和社区服务相互依存、互为补充，在发展中不可偏废。大力发展社区精神
卫生服务、把预防和康复的中心放到社区，符合中国国情，也代表国际精
神卫生的发展趋势。但是，在精神医疗机构严重短缺的地方，要有计划地
合理增加精神医疗机构的数量或综合性医院的精神科床位数量，使精神卫
生服务的布局更趋合理（阎青春，2002）。

4.1.2 政策方案的提出

（1）《中国精神卫生工作规划（2002—2010 年）》发布：明确要求
开展社区精神卫生服务

2002 年 4 月 10 日卫生部、公安部、民政部、中国残联联合发布《中
国精神卫生工作规划（2002—2010 年）》（以下简称《工作规划》），提出 5
项发展总目标，即基本建立政府领导、多部门合作和社会团体参与的精神
卫生工作体制和组织管理、协调机制；加快制定精神卫生相关法律、法规
和政策，初步建立与国民经济和社会发展水平相适应的精神卫生工作保障
体系；加强精神卫生知识宣传和健康教育，提高全社会对精神卫生工作重
要性的认识，提高人民群众的精神健康水平；强化重点人群心理行为问题
干预力度，改善重点精神疾病的医疗和康复服务，遏止精神疾病负担上升
趋势，减少精神疾病致残；建立健全精神卫生服务体系和网络，完善现有
精神卫生工作机构功能，提高精神卫生工作队伍人员素质和服务能力，基
本满足人民群众的精神卫生服务需要（卫生部 等，2002a）。

《工作规划》明确要求开展社区精神卫生服务，提出"将精神疾病患
者康复工作纳入社区卫生服务体系，依靠基层医疗卫生机构，在精神卫生
专业机构（即精神医疗机构，下同）技术指导下，建立社区重点精神疾病
患者档案，开展定期随访、家庭病床和护理、常规康复等工作，使患者在

康复期能够维持合理治疗和康复指导，提高其参与社会生活的能力"；同时，提出"提高精神分裂症治疗率。到2005年，达到50%；到2010年，达到60%""到2005年，精神疾病防治康复工作覆盖人口达到4亿人；到2010年，覆盖人口达到8亿"的目标。

《工作规划》给出社区精神卫生服务实现路径，包括：①"建立以精神卫生专业机构为主体，综合性医院为辅助，基层医疗卫生机构和精神疾病社区康复机构为依托的精神卫生服务体系和网络"，逐步实现精神卫生服务体系和网络"结构适宜、布局合理、功能完善、规模适度"；②要求"地市级以上卫生行政部门要建立或指定精神卫生专业机构、有条件的县要指定精神卫生专业机构或综合性医院，承担本辖区精神疾病和心理行为问题的预防、医疗、康复、健康教育、信息监测等的技术培训和技术指导工作"。

（2）《关于进一步加强精神卫生工作的指导意见》发布：强调防治重性精神疾病是社区精神卫生工作重点

2004年9月20日国务院办公厅转发了卫生部、教育部、公安部、民政部、司法部、财政部、中国残联制定的《关于进一步加强精神卫生工作的指导意见》（以下简称《指导意见》）。《指导意见》明确了"加强精神卫生工作，做好精神疾病的防治，预防和减少各类不良心理行为问题的发生，关系到人民群众的身心健康和社会的繁荣稳定，对保障我国经济社会全面、协调和持续发展具有重要意义"，就开展重点人群心理行为干预、加强精神疾病的治疗与康复工作、加快精神卫生工作队伍建设、加强精神卫生科研和疾病监测工作、依法保护精神疾病患者的合法权益等提出了具体要求（国务院办公厅，2004）。

《指导意见》强调防治重性精神疾病是社区精神卫生工作重点，"对精神疾病患者被关锁（即以无理的办法限制其人身自由）情况进行普查摸底，从治疗、看护、资助等方面制定可行的解锁方案，积极进行监护治疗和定期随访"，逐步提高精神疾病患者的社会适应能力，使其回归社会；要求地方政府部门"探索符合我国实际的精神卫生工作发展思路，建立健全精神卫生服务网络，把防治工作重点逐步转移到社区和基层"，"充分发挥社区卫生服务体系在精神疾病患者治疗与康复中的作用，根据实际情况在社区建立精神康复机构，并纳入社会福利发展计划"。

4.1.3 提升实施能力：部门行动与专业响应

（1）卫生部将精神卫生纳入公共卫生范畴

20 世纪 90 年代兴起的全球社区精神卫生浪潮，同样也影响了中国。1998 年卫生部进行机构改革，精神卫生工作的管理职责从卫生部医政司，移交到了卫生部疾病预防控制司（以下简称疾控司，2005 年后更名为疾病预防控制局）。医政司、疾控司都属于卫生部内部下设的司局级单位。医政司的职责主要侧重在对医疗机构、人员的管理和医疗服务行为的规范；疾控司的职责主要在对重大的疾病和公共卫生问题制定政策、规划并组织实施。疾控司内部将精神卫生工作职责设置在慢性非传染病管理处。

精神卫生工作主管部门从卫生部医政司移交到疾控司，标志着精神卫生在中国成为公共卫生工作的一个组成部分（马弘 等，2009）。

（2）国家层面的精神卫生专家"智囊团"形成与技术管理机构建立

精神卫生工作职责纳入卫生部疾控司后，1999 年疾控司与卫生部医政司、外事司共同筹备了"中国 / 世界卫生组织精神卫生高层研讨会"。高层研讨会的筹备过程，也是疾控司主管人员逐渐了解、熟悉精神卫生工作业务、各地主要精神医疗机构和精神卫生骨干专家的过程。其间逐渐形成了以精神科医师为主的专家队伍和核心专家组①，此后专家组人员先后持续、深入地参与社区精神卫生政策的制定过程。这些专家组人员主要来自北京、上海、长沙、成都等城市的精神医疗机构，他们具有丰富的精神科临床、精神病司法鉴定、精神疾病防治和研究经验，有的长期从事社区精神卫生服务研究，并且其中大部分人员有在西方国家学习、访问、工作的经历。

2002年6月卫生部批准中国疾病预防控制中心成立精神卫生中心，挂靠在北京大学第六医院（精神卫生研究所），承担精神疾病预防控制任务。中国疾病预防控制中心精神卫生中心创新性地建立了中心"执委会"，邀请全国18家知名的精神专科医院院长担任执委会成员，推举一名院长任执委会主席，任期2年。执委会每年召开会议，就如何落实国家精神卫生工作规划等议题展开讨论，逐步形成专业共识。"执委会"的建立，搭建了全国主要精神专科医院管理者的交流平台，尤其是使一些非精神科背景的专科医院院长有机会了解到我国精神医学的发展趋势、国家精神卫生工作的政策要求，受到院长们的欢迎，之后成员发展到20多名。

（3）组织全国专业人员培训，提升技术服务能力并达成行业共识

精神卫生高层研讨会、全国工作会议的举办和《工作规划》《指导意

---

① 精神卫生专家队伍和核心专家组：1998—2001年，参加工作的专家主要有沈渔邨（北京医科大学第六医院教授，中国工程院院士）、刘协和（华西医科大学心理卫生中心教授）、杨德森（湘雅医科大学精神卫生研究所教授）、严和骏（上海市精神卫生中心教授）、张明园（上海市精神卫生中心教授）、蔡焯基（北京安定医院主任医师）、马崔（广州市精神卫生中心主任医师）等。2001—2013年，核心专家组（自称卫生部"打工队"）成员主要有张明园（上海市精神卫生中心教授）、于欣（北京大学第六医院教授）、唐宏宇（北京大学第六医院教授）、马弘（北京大学第六医院教授）、汪向东（北京大学第六医院教授）、刘津（北京大学第六医院博士）、徐一峰（上海市精神卫生中心教授）、谢斌（上海市精神卫生中心教授）、何燕玲（上海市精神卫生中心教授）、郝伟（中南大学精神卫生研究所教授）等，其他参与工作的专家有赵旭东（上海同济大学东方医院教授）、肖泽萍（上海市精神卫生中心教授）、李凌江（中南大学精神卫生研究所教授）、肖水源（中南大学公共卫生学院教授）、曹连元（北京回龙观医院主任医师）、杨甫德（北京回龙观医院教授）、孙学礼（四川大学心理卫生中心教授）、马辛（北京安定医院教授）等。

见》等国家精神卫生政策的出台，极大激发了我国精神卫生学界人员和精神卫生行业组织的热情，他们希望能够举办专业人员培训活动，将国家文件精神和技术要求在精神卫生行业组织内传达，达成更广泛的开展社区精神卫生服务共识。一些制药企业表示愿意出资支持专业培训和宣传活动。2000 年卫生部国际交流中心与部分合资制药公司分别签署战略合作伙伴项目①或者精神卫生合作项目②，重点支持精神卫生专业人员培训、精神疾病患者和公众宣传教育等活动。社会资源的加入，有效地补充了政府投入的不足，对精神卫生的宣传活动和培训项目给予了有力支持。

2000 年开始，在卫生部疾控司的协调管理和指导下，由核心专家组策划，通过全国有影响力的 4 所精神医疗机构③组织各地精神医疗机构，开展了系列专业人员培训和精神卫生宣传教育项目。以"播种希望"为主题的系列精神卫生专业人员培训，通过与国家专业学术团体合作，引进并推广国际先进的精神科治疗观念及治疗模式，邀请国外知名精神科专家进行专题讲座。培训班均由卫生部疾控司下发文件举办，由承担培训任务的精神医疗机构负责组织和实施。这段时期培训主要包括：2001 年集中了前述 4 家精神医疗机构的优势师资资源，以精神病教学医院教师为对象举办

---

① 卫生部／强生战略合作伙伴项目：由卫生部国际交流中心经卫生部授权在 2000 年签署，为期 5 年。该项目为双方建立合作伙伴项目的第二期，每年资金在 100 万~130 万元，根据内容不同，费用有所增减。第三期 5 年项目在 2005 年签署。项目涉及精神卫生的内容包括精神科医师培训、大众宣传、精神疾病患者康复等。

② 卫生部／礼来精神卫生合作项目：由卫生部国际交流中心经卫生部授权在 2000 年签署，为期 5 年，每年资金 110 万元。内容包括："礼来杯"卫生好新闻奖项目、儿童青少年心理健康促进项目、综合医院医生精神卫生继续教育项目。

③ 全国有影响力的 4 所精神医疗机构，即位于北京的北京大学第六医院（曾名北京医科大学第六医院）、位于上海的上海市精神卫生中心（上海交通大学精神卫生中心）、位于长沙的中南大学湘雅二院（曾名湖南医科大学湘雅二院）、位于成都的四川大学心理卫生中心（曾名华西医科大学心理卫生中心）。由于历史和传承，这 4 所精神医疗机构成为中国精神科临床、教学、科研、预防的领头机构，也是卫生部设立的区域精神卫生中心。中国精神卫生学界和行业组织，如中华医学会精神病学分会、中国医院协会精神病医院分会、中国医师协会精神科医师分会等学术团体和专业组织的主任委员、委员，多数来源于这 4 家机构。

精神科临床教学师资班，约培训 80 人。在师资班上，我国许多著名的精神病学家参加授课，听众踊跃，课堂座无虚席，受训者反馈良好。2002—2010 年以省级和地市级精神专科医院临床医生为对象，每年举办精神科基本知识和基本技能培训班（双基班），培训了一批专业人员。双基班由前述 4 家精神医疗机构分区域分别承办并提供师资和督导，制定了统一的培训大纲，以案例教学为主，培训前教师统一备课、年终总结。大多数双基班在省级精神专科医院进行，举办培训班的医院的全部医师接受培训，同时招收当地其他医院医生参加，受到了地方医院的欢迎。2001—2005 年每年还举办综合医院医生精神卫生继续教育短期培训班，以抑郁症诊疗为主开展常见精神疾病的诊断治疗培训，促进了综合医院医师对常见精神疾病的识别与处理。此外，2002—2010 年，还组织精神科医师和卫生行政部门管理人员赴澳大利亚、我国香港等地参加 5~10 天的社区精神卫生考察和培训，共计 11 期培训 111 人，学习借鉴社区精神卫生服务相对成熟的国家和地区经验。

（4）广泛开展群众宣传和健康教育，唤起社会支持

2000 年世界精神卫生日[①]（10 月 10 日），卫生部举办了"放飞希望"精神卫生宣传活动，以放飞风筝象征精神疾病患者经过治疗后获得自由和生活希望，活动在北京、上海、广州、西安、青岛、大连、武汉、成都、

---

① 世界精神卫生日（每年的 10 月 10 日）是由世界精神（心理）卫生协会（World Federation for Mental Health，WFMH）在 1992 年发起的。2000 年是我国首次组织世界精神卫生日活动。考虑到我国精神卫生发展水平较低，与世界发达国家有较大差距，我国每年的精神卫生宣传主题均由卫生部在当年的 7—9 月份公布。每年的宣传主题分别为：2000 年，健康体魄＋健康心理＝美好人生；2001 年，行动起来，促进精神健康；2002 年，精神健康，从了解开始；2003 年，抑郁影响每个人；2004 年，儿童、青少年精神健康：快乐心情，健康行为；2005 年，身心健康、幸福一生；2006 年，健身健心，你我同行；2007 年，提倡心理咨询，促进精神健康；2008 年，同享奥运精神，共促身心健康；2009 年，使用网络应有度，科学合理才健康；2010 年，沟通理解关爱、心理和谐健康；2011 年，承担共同责任，促进精神健康；2012 年，精神健康伴老龄，安乐幸福享晚年；2013 年，发展事业、规范服务、维护权益。来源：2000—2013 年卫生部办公厅精神卫生宣传文件。

杭州、南京十个城市举行。在北京，风筝放飞仪式在我国著名的八达岭长城举办，放飞的许多风筝由精神专科医院住院患者亲手绘制。风筝放飞仪式唤起公众对精神卫生的重视，收到了很好的效果。之后，卫生部每年在"世界精神卫生日"之前确定中国当年的精神卫生宣传主题，发文件要求各地组织开展宣传教育活动。各地也举办了"精神健康知识展览""精神卫生日健康灯谜竞猜""共建心的和谐——知名精神心理专家进社区"等科普宣传活动，举办"中国精神疾病患者艺术作品展览"。持续广泛地组织精神卫生日宣传，加深了公众对精神卫生的认识，唤醒社会关注精神疾病患者。2002—2005 年组织卫生好新闻奖评选，其中特设"精神卫生好新闻"奖，鼓励了媒体从业人员广泛、全面、正确地传播精神卫生知识。

自 2000 年起，卫生部疾控司组织各地举办了大量精神卫生的健康教育活动。一是以儿童青少年为重点的心理健康促进项目，组织学校教师、校医及儿科医生开展心理健康教育培训，开展儿童家长心理健康技能培训和儿童青少年心理健康促进试点，促进对儿童精神疾病和心理行为问题进行早期干预。二是以重性精神疾病患者为重点，针对疾病治疗的"全程干预"项目，帮助患者家属的"爱心驿站"项目和"彩虹计划"项目，帮助建立良好医患关系，提高患者满意度和治疗依从性，传播精神疾病患者照料知识，为患者家属提供支持，帮助患者回归社会，减轻家庭和社会的负担。

4.1.4 阶段小结与重要活动时间节点

这一时期处于新一轮社区精神卫生试点设立之前的 686 项目酝酿阶段，《工作规划》和《指导意见》先后发布，提出了社区精神卫生服务的政策方案，但是尚未实施。政策方案包括以下内容。

第一，明确了服务目标。提高精神分裂症治疗率；对被关锁的精神疾病患者，从治疗、看护、资助等方面制定可行的解锁方案。

第二，确定了服务内容。建立社区重点精神疾病患者档案，开展定期随访、家庭病床和护理、常规康复；普查摸底患者被关锁情况，开展监护治疗。

第三，确立了服务提供的组织架构。建立以精神卫生专业机构为主体，综合性医院为辅助，基层医疗卫生机构和精神疾病社区康复机构为依托的精神卫生服务体系和网络；地市级以上卫生行政部门要建立或指定精神卫生专业机构、有条件的县要指定精神卫生专业机构或综合性医院，承担本辖区精神疾病和心理行为问题的预防、医疗、康复、健康教育、信息监测等的技术培训与技术指导工作；根据实际情况在社区建立精神康复机构，并纳入社会福利发展计划。

第四，提出了服务要求。建立健全精神卫生服务网络，把防治工作重点逐步转移到社区和基层；充分发挥社区卫生服务体系在精神疾病患者治疗与康复中的作用。

在政策方案酝酿和提出期间，我国政府对国际社会加强精神卫生倡议做了积极回应：一是在卫生部机构改革中将精神卫生纳入公共卫生范畴；二是卫生部与世界卫生组织联合举办精神卫生高层研讨会，时任国务院副总理致信中国／世界卫生组织精神卫生高层研讨会；三是时任中国国家主席回信世界卫生组织总干事承诺中国政府支持精神卫生；四是召开全国第三次精神卫生工作会议；五是卫生部重新启动精神卫生立法工作。

我国政府对精神卫生工作重视程度提升，极大激发了精神卫生行业人员的工作热情。在这一时期，卫生部精神卫生专家"智囊团"形成，国家级精神卫生的专业管理机构建立。一批具有使命感、责任感和国际视野的精神科知名医师和学者成为卫生部"智囊团"成员，提供政府精神卫生工作专业咨询。他们同时又是行业组织和专业领域的领头人物，承担社会动员和宣传的责任，多重角色多种任务，对于精神卫生工作在公共政策、社会动员、专业人员培训等方面协同行动发挥了重要作用。同时，大量的宣传和系列培训活动，使政府管理部门人员、学术界专家、专业机构领导和行业从业人员对精神卫生工作重要意义的认识达成一致，开展社区精神卫生服务的理念取得了基本共识。

总之，我国政府对精神卫生工作重视程度的提升，卫生部精神卫生专家"智囊团"的形成，国家级精神卫生专业管理机构的建立，以及相关的宣传和系列培训活动凝聚了必要的共识，这些努力从政府、组织、知识、社会等方面为下一步 686 项目的出台准备了条件。

表 4.1 汇总了 686 项目酝酿阶段的重要事件及时间节点。

表 4.1　1998—2004 年 686 项目酝酿阶段的重要事件汇总表

时间	1998 年	1999 年	2000 年	2001 年	2002 年	2003 年	2004 年
国际倡导与政府回应		举办精神卫生高层研讨会；时任国务院副总理致信会议表达支持	时任世界卫生组织总干事就精神卫生宣传致信中国国家主席	中国国家主席回信表示中国政府将加强精神卫生工作；召开全国第三次精神卫生工作会议			
提出政策方案					发布《工作规划》		发布《指导意见》

续表

时间	1998 年	1999 年	2000 年	2001 年	2002 年	2003 年	2004 年
提升实施能力	将精神卫生纳入公共卫生	精神卫生专家"智囊团"形成					
					成立中国疾病预防控制中心精神卫生中心		
		吸纳社会资源共同工作，开展系列精神卫生人员培训活动					
		举办"放飞希望"等精神卫生日宣传活动，实施内容丰富的群众健康教育项目					

4.2 686 项目立项和推进（2004—2009 年）

2004—2009 年这一时期是社区精神卫生项目试点先行和由点到面阶段。国家试点项目——中央转移支付地方重性精神疾病管理治疗项目（686 项目）设立并实施，政策试点机制提供了政策方案通过 686 项目的实践进行测试和修正、渐进式提升方案可行性和可操作性的可能，686 项目为社区精神卫生政策构建提供了实践现场。2009 年，以 686 项目内容为基础制定的社区精神卫生服务的部门规范出台。

4.2.1 社区精神卫生国家试点项目的启动和实施

（1）中央转移支付地方重性精神疾病管理治疗项目（686 项目）获批立项

2003 年中国遭受 SARS 突袭后，政府决定加强公共卫生服务能力，投资公共卫生体系建设。2004 年卫生系统的第一个中央转移支付地方公共卫生项目开始酝酿，项目为期 3 年。精神卫生行业抓住了这一难得的发展机遇。

2002 年出台的《工作规划》和 2004 年发布的《指导意见》，提出了社区精神卫生服务的政策方案，明确以重性精神疾病为重点实施社区服务，设定了服务目标和内容，并对提供服务的组织架构进行了设计。同时，2000 年以后连续技术培训，在专业人员中已建立了社区精神卫生服务的专业共识。

2004 年 8 月 4 日，北京大学第一医院的幼儿园内发生持刀行凶的恶性案件，案件中 15 名儿童和 3 名教师受伤、1 名儿童死亡。事后证实，该男子为精神分裂症患者。事件发生后，引起了全社会对重性精神疾病患者肇事肇祸问题的关注和讨论（人民网，2004）。沈渔邨院士等全国知名精神科医师联名建议国家加强对重性精神疾病患者的治疗和康复管理，加大对精神卫生工作的投入。核心专家组经多次讨论后向卫生部疾控司当时主管精神卫生工作的处室（慢性非传染病管理处）提出了"重性精神疾病管理治疗项目"（原名"重性精神疾病监管治疗项目"）申请。项目目标确定为借鉴发达国家开展社区精神卫生服务经验，以重点控制精神分裂症和双相情感障碍等重性精神疾病为对象，建立医院社区一体化的社区精神卫生服务模式（Liu et al.，2011）。

经过众多专家一年的考察和调研，评估认为：重性精神疾病管理治疗项目以公共卫生为视角，从维护社会稳定和提高重性精神疾病患者的治疗可及性出发，可探索医院社区一体化的精神卫生全程服务模式，通过项目立项审查（马弘 等，2011）。在评估中，考虑到地方执行能力差异，建议项目第一年先培训人员提升能力，患者发现诊断、康复管理等干预内容留待后续开展。

作为中国社区精神卫生政策历程的标志性事件，2004 年重性精神疾病管理治疗项目被列入中央补助地方卫生经费的项目之中。该项目作为当年唯一的非传染病预防控制项目，成功地进入国家公共卫生改革的行列，获得686万元经费支持（马弘 等，2009）。而686项目经费[①]到位已是2004年12月，所以686项目实际启动和实施年份在2005年。

（2）组建实施686项目的医院社区一体化多功能服务团队

按照"每省、自治区、直辖市选农村和城市示范区各1个，每个示范区覆盖人口至少40万"的要求，2005年全国30个省级行政单位[②]共建立了60个区县级686项目示范区（城市30个、农村30个），覆盖人口4291.52万（卫生部疾控局，2005）。在多数省级行政单位，执行686项目和承担管理任务的为本地1~2家医疗能力较强的精神医疗机构[③]，少数省级行政单位（如四川省）则由省级疾病预防控制中心负责项目执行和管理。

2005年是项目实施第一年。项目内容以能力建设为主。项目借鉴了国际社区精神卫生服务的经验，组建包括医院和社区人员在内的多种类别人员参加的医院社区一体化多功能服务团队。接受培训的服务团队人员有来自医院的精神科医生和护士，来自社区卫生服务中心的社区医生和护士、居委会干部、警察、患者家属等，以及来自项目管理机构（多数为精神专科医院，少数为疾控中心）的项目管理人员。在核心专家组成员与卫生部疾控司主管人员多次讨论后，决定采用公共卫生管理中常用的逐级培训方式[④]开展686项目人员培训，核心专家组人员逐一分工，分别组织更多的专家完成培训教材编写（Liu et al.，2011）。全部培训班由卫生部疾控司

---

① 686项目经费：2004年686万元；2005年1000万元；2006年1500万元；2007年2735万元；2008年4149万元；2009年5000万元；2010年7158万元；2011年6000万元；2012年9387万元；2013年9387万元。
② 在2004年项目启动时，除香港、澳门、台湾外，西藏自治区因境内无精神医疗机构和专业人员，项目未覆盖。
③ 精神医疗机构包括精神专科医院、设有精神科病床的综合医院。
④ 逐级培训方式，具体为国家级培训各省师资，然后由省级师资培训示范区县人员。

发文，要求 30 个省级行政单位选派本地专家担任省级师资参加培训，然后各省级行政单位卫生厅局再举办类似省级培训班。2005 年 686 项目在国家级和 30 个省级行政单位共举办精神科医生和护士、社区医生和护士、项目管理人员、居委会干部、警察、患者家属等多功能服务团队人员培训班，共计 414 期，培训 3.06 万人次（卫生部疾控司，2005）。

随着 686 项目实施，以促进社区精神卫生服务为目标的项目内容和工作方法，在全国精神医疗机构和行业组织内部得到了高度的认识统一。2007 年更多的合资和国内精神科制药企业的援助项目与国际合作项目（如中国—挪威精神卫生立法培训合作项目等）也参加到 686 项目执行单位的技术和管理能力培训中（Li et al., 2014；谢斌，2013；陈经纬 等；2013；Liu et al., 2011）。到 2011 年 686 项目国家级培训班培训了省骨干 3000 多人次，通过项目的逐级培训机制总计培训多功能服务团队人员 38.2 万人、52.5 万人次，其中培训精神专科医生近 1 万人，占到当时全国登记精神科医师的 50%，培训社区医生 3.4 万人，精神专科医护人员与其他参与人员之比为 1∶7.25，间接地将精神卫生服务人员扩大了 7 倍多，社区精神疾病防治队伍初见雏形（马弘 等，2011）。

（3）项目实施中社区服务内容和服务流程不断细化与完善

从 2006 年开始，686 项目增加了患者登记、治疗和管理等干预内容，要求执行项目的精神医疗机构主动派精神科医生和护士到示范区县，在社区卫生服务中心、乡镇卫生院（基层卫生机构）和村委会、居委会（基层组织）协助下，发现社区患者，开展诊断、治疗、康复和患者管理等活动。2007 年 686 项目围绕加强项目质量管理，在示范区县开展诊疗标准、评估一致性、标准化病历书写等系列培训活动，全国性学术团体和行业组织 [①] 的更多的学术带头人、社团领导和专家深入参与了项目的培训、督导

[①]　参加 686 项目的全国精神卫生专业学术团体和专业组织，主要有中华医学会精神病学分会、中国医师协会精神科医师分会、中国医院协会精神病医院分会。

活动。2008 年 686 项目专业技术内容又进一步扩展，引进澳大利亚维多利亚州精神疾病患者个体服务计划（Individual Service Plan，ISP）。

核心内容：首先为有肇事肇祸倾向并且贫困的重性精神疾病患者提供服务，同时为其中贫困重性精神疾病患者提供基本药物（每人每年 700 元）和住院治疗（每年一次，每次 1500 元）[①]。

实施流程：①在社区开展宣传发现患者，愿意加入社区 686 服务网络的患者自愿申请，社区出具证明，各示范区 686 项目办公室审核后办理入网手续；②加入社区 686 服务网络后，由精神专科医生对患者进行诊断复核，制定治疗方案；③同时，在社区建立随访管理档案，在专科医生的指导下，由经过培训的社区精神病防治医生（以下简称社区精防医生）进行患者随访。社区精防医生基本由社区全科医生转岗或兼职担任。

（4）建立 686 项目电子化信息管理手段

2005 年卫生部疾控司投入 10 万元建立了"重性精神疾病信息管理系统"，覆盖 60 个项目示范区县，系统的技术支持和管理委托上海市精神卫生中心承担。受经费限制，该信息系统只能简单地将患者信息保存在数据库中，每季度的报告需要人工统计和分析，还不能实现网络管理。但是，正是这个信息系统雏形的使用，使开展 686 项目的所有精神医疗机构开始拓展了公共卫生理念，学习公共卫生管理方法和数据收集、录入和质量控制（马弘 等，2011）。

（5）全国精神卫生学科带头人团队全程参与项目执行，参加项目的地方医院技术能力获得提高

承担 686 项目国家级培训的师资主要来自北京、上海、长沙、成都、

---

① 项目初期，每名患者每年 700 元门诊基本药物或每次 1500 元住院治疗费，可满足免费的基本治疗。后期，因物价上涨等原因，该费用作为治疗补助费用。

南京等精神医疗机构。时任中华医学会精神病学分会主任委员的张明园教授（上海市精神卫生中心），不仅亲自领导、参加核心专家组工作，还带领学会的众多专家支持培训。核心专家组成员几乎全部来自 2005 年 7 月刚刚成立的中国医师协会精神科医师分会[①]，在其第一任主任委员于欣教授（北京大学第六医院）带领下，精神科医师分会的大多数领导人员都参与了 686 项目工作。中华医学会精神病学分会、中国医师协会精神科医师分会、中国医院协会精神病医院分会的专家，尤其是学会和行业组织领导加入 686 项目的实施中，使开展社区精神卫生服务的理念逐渐成为精神卫生领域的行业共识。

2005 年卫生部疾控司扩大人员数量，更名为疾病预防控制局（疾控局），2006 年疾控局设立精神卫生处。在精神卫生处建立之初工作经费不太充裕的情况下[②]，行政主管人员与学界专家们形成共识，尽可能将筹集到的社会资源统筹用于社区精神卫生服务培训，而且尽可能向 686 项目地区的执行机构倾斜。在培训内容上，除社区精神卫生服务相关内容以外，培训还涉及精神疾病的诊疗标准、精神疾病评估一致性，以及精神科标准化病历书写等，大受执行 686 项目的基层精神专科医院好评，各地方精神专科医院参与项目的积极性高涨。

实施 686 项目，建立了精神医疗机构间上级医院与下级医院的协作通道，以项目为平台建立了各省级精神专科医院的"官方"交流平台，改变了既往医院间交流较少、各自为政的状况。一时间，某医院执行了 686 项目，便意味着医院步入了全国精神卫生的"发展俱乐部"、进入精神医疗

① 借助执行 686 项目，精神科医师分会在短短几年内便成为中国精神医学领域行业组织的后起之秀。

② 卫生部疾控局精神卫生处中央本级工作经费在 2006—2008 年为 100 万元，2008 年以后增加到 200 万元左右。

机构发展的先遣队，项目地区众多的地市级医院和区县级医院以能够执行 686 项目为荣。这一时期，通过实施 686 项目，实现了开展社区精神卫生服务的广泛行业动员。一些精神专科医院院长带头到社区和农村发现、诊断患者，有的医院甚至在当地卫生行政部门不甚积极的情况下，主动出配套经费，选派业务骨干参加项目实施工作。

（6）项目管理制度化：发布 686 项目管理办法和技术指导方案，设立国家专家组和项目办公室

2006 年 4 月卫生部办公厅印发《重性精神疾病监管治疗项目管理办法（试行）》和《重性精神疾病监管治疗项目技术指导方案（试行）》，对各地执行 686 项目提出统一的管理要求和技术措施，初步规范了项目操作流程。同时，文件批准从国内精神科医疗能力较强的北京、上海、长沙、成都的精神专科医院和综合医院精神卫生中心聘请专家，成立"重性精神疾病监管治疗项目国家指导组"（以下简称项目国家指导组）建立指导项目执行的专业技术智囊团队；批准设立国家精神卫生项目办公室①，设在中国疾病预防控制中心精神卫生中心，授权其承担项目日常管理工作（卫生部办公厅，2006）。2007 年项目国家指导组扩大人员，吸收更多的国内知名、权威的精神科医师加入，分设医疗组和督导组。

4.2.2 项目管理和服务系统的构建与实施

（1）项目早期：以区县级为主体，构建实施项目的管理系统和服务系统

2005 年 686 项目实施之初，借鉴其他公共卫生项目经验以区县级为实

---

① 2007 年北京大学第六医院在国家精神卫生项目办公室基础上，成立公共卫生事业部，在疾控局的领导下，承担 686 项目和国家严重精神障碍信息系统的日常管理工作。

施项目主体，即在全国 30 个省中，每省选农村和城市区县各 1 个，建立
60 个示范区县实施项目。项目组织架构为国家—省—区县的三级项目行政
管理系统，以及国家—省—区县—社区的四级技术管理和服务系统（见图
4.1）。国家级和省级承担项目质量管理、人员培训、技术指导，区县级具
体组织人员落实项目活动。

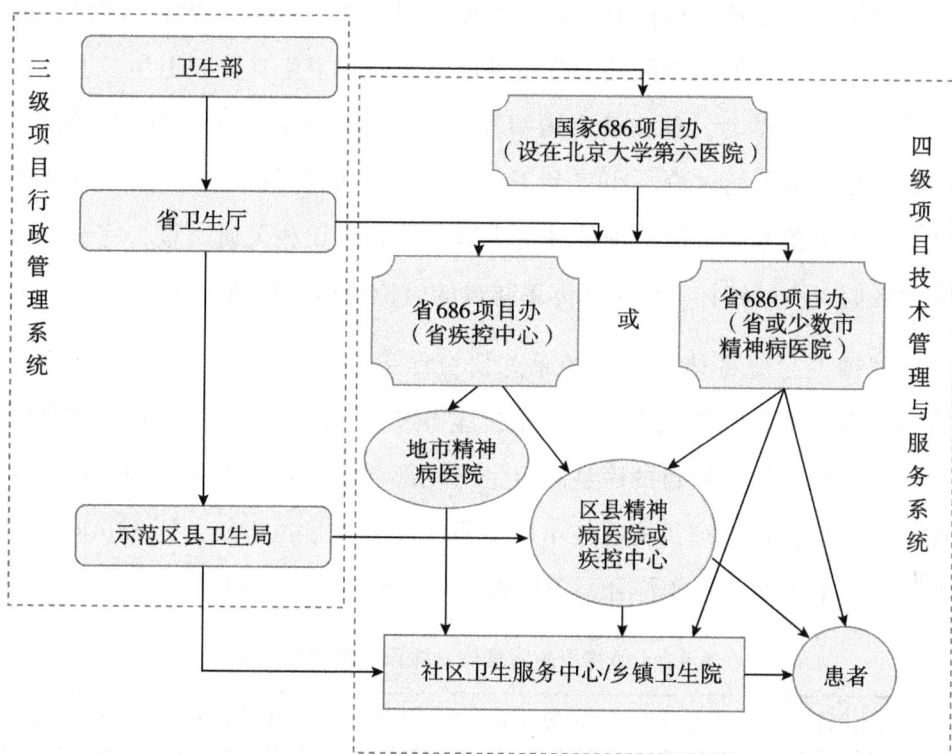

图 4.1　686 项目早期的三级项目行政管理系统与四级项目技术管理和服务系统

国家—省—区县三级项目行政管理系统的优点在于，管理层级上减少
了地市一级，省级具体指挥区县级实施项目，利于省级掌控项目资金和实
施过程管理，对于国家级而言好处在于通过省级了解区县级的项目情况更
为直接。所以，三级行政管理的项目组织架构设计在中国卫生试点项目中
被广泛采用。

（2）研究结果：全国精神卫生的机构和人力资源主要分布在地市级

2004年，卫生部与国家发改委开始酝酿研究制定精神卫生服务体系建设规划，准备投资建设精神医疗机构。2006年精神卫生处成立后，很快接手了精神卫生服务体系建设规划的研究工作，委托北京大学公共卫生学院、上海交通大学公共卫生学院、上海市精神卫生中心分别承担精神卫生专业机构资源配置、精神卫生财政保障机制、精神卫生人力资源配置标准三项研究，同时组织全国几十位精神医学、心理卫生、公共卫生、卫生管理等领域专家学者，就建设全国精神卫生工作体系的相关问题进行研究，多次组织大范围的讨论。2007年下半年，专业机构资源配置、财政保障机制、人力资源配置标准三项精神卫生服务体系建设相关研究报告完成，专家学者们对中国精神卫生工作体系建设的讨论也得出了基本建议。

精神卫生服务体系建设的系列研究结果表明（见表4.2），我国服务能力较强的精神医疗机构主要分布在地市级和省级，而686项目以区县级为执行单位，执行项目的区县级卫生行政部门没有相应专业机构做技术支撑，地市级精神医疗机构有技术能力但又没有项目执行权，原686项目方案设计与地方实际不相符合，项目施行与技术能力严重脱节。

表 4.2　精神卫生服务体系建设系列研究结果

《全国精神卫生专业机构资源配置研究》分析了2006年全国精神卫生专业机构的分布和精神科床位的密度，得出以下结论。①全国精神卫生服务资源数量不足。2006年全国精神科床位数平均仅为每万人1.12张（2005年世界卫生组织公布，全球精神科床位数平均水平为每万人4.3张）。②全国精神卫生专业机构布局不合理。东西部之间、城乡之间差距较大，大多数精神卫生服务资源集中在东部沿海地区的大城市，全国37个地区和地市无精神卫生服务资源。③全国精神卫生专业机构有1124所，以政府和企业举办为主（1041所）。精神专科医院中政府举办者占87.3%（563所/645所），其中省级机构（38所）、地市级机构（286所）数量最多，区县级和以下机构（239所）主要分布在东部和沿海发达地区；综合医院精神科（479所）中政府举办者（274所）占57.3%，企业举办者（189所）占39.4%（郭岩 等，2008）。

续表

《精神卫生财政保障机制研究》认为基于对重性精神疾病患者进行最有效管理的途径，服务的需方补偿应该包含：①对有严重危害社会倾向的重性精神疾病患者由社区有效管理。②给予患者免费治疗药物和基本化验检查。③在急性发作期，由精神病医院提供免费住院；在服务的供方补偿上，政府应通过购买服务的方式来承担公共职能，向精神医疗机构购买健康教育、预防服务等常规公共精神卫生服务，增强公众对精神卫生的认知；开展公共精神卫生服务也是有效控制将来政府投入的可行途径（张君闻 等，2009a，2009b；马进 等，2008）。

《全国精神卫生人力资源配置标准研究》分析了 2005 年年底全国各级各类精神卫生专业机构（精神专科医院、精神病防治所、精神病收容所）的人员构成，发现：①在各类精神卫生专业机构中，卫生技术人员主要工作在精神专科医院，在地区上主要分布于东部地区和城市。② 2005 年年底全国平均每 10 万人口拥有精神科医师 1.46 名、精神科护士 1.84 名（不含综合医院精神科护士），与全球平均水平（4.15 名，12.97 名）相比还有很大距离，缺乏临床心理师、社会工作师和职业康复师。③与精神卫生专业机构在全国分布不平衡的情况相似，精神卫生人力资源主要分布在东部和东北地区，西部地区相对匮乏（张明园 等，2008）。

《全国精神卫生工作体系发展建议》由几十位精神医学、心理卫生、公共卫生、卫生管理等领域专家参与讨论和完成。研究者们对开展社区精神卫生服务提出以下建议。

第一，要巩固我国已经基本形成的精神卫生服务体系，做好区域建设规划，加快精神医疗机构建设，通过建设实现医院合理布局，实行卫生部门对医院的归口管理，并且在医疗功能的基础上扩展机构的防治功能，将加强医疗机构建设与扩展医疗机构的防治功能和提高防治能力并举，以满足全国精神疾病防治工作的需要。

第二，按区域规划和服务对象的不同，将精神专科机构分类为收治急性患者为主的机构、收治慢性患者为主的机构，建议对承担急性、慢性服务功能的机构分类制定建设标准、人员和设备配置标准与要求，实行分类管理。

第三，避免重蹈发达国家精神卫生服务资源从膨胀到削减的道路，建设完善医院社区一体化防治网络，建立服务的无缝衔接机制，使需要康复的患者能够从医院合理分流到社区，慢性期患者从承担急性治疗的医院分流到承担慢性治疗的医院和康复照料机构中。

第四，在精神卫生医疗资源不足或空白的地区，为实现医疗资源有效整合利用，精神科医疗服务最好建在综合医院内。

第五，提高综合医院、妇幼保健院等医疗机构对常见精神疾病的诊疗能力，开展患者转诊和联络会诊。

（3）项目后期：以循证为基础，调整地市级为项目执行主体，试点由点到面扩展

依据全国精神卫生服务资源主要分布在地市级和省级的研究结果，

2008 年 3 月卫生部办公厅发文将 686 项目示范区的执行主体从区县升级为区县所在的地市，将项目执行权授予地市卫生局，地市卫生局有权选择辖区内有能力的精神医疗机构承担项目执行和技术管理任务，原执行项目的区县不变，名称从"示范区县"更名为"项目区县"（卫生部办公厅，2008）。686 项目组织架构调整为由国家—省—示范地市—项目区县四级组成的项目行政管理系统，以及由国家—省—示范地市—项目区县—社区五级组成的项目技术管理和服务系统（见图 4.2），对精神卫生服务的管理和服务架构进行了修正。

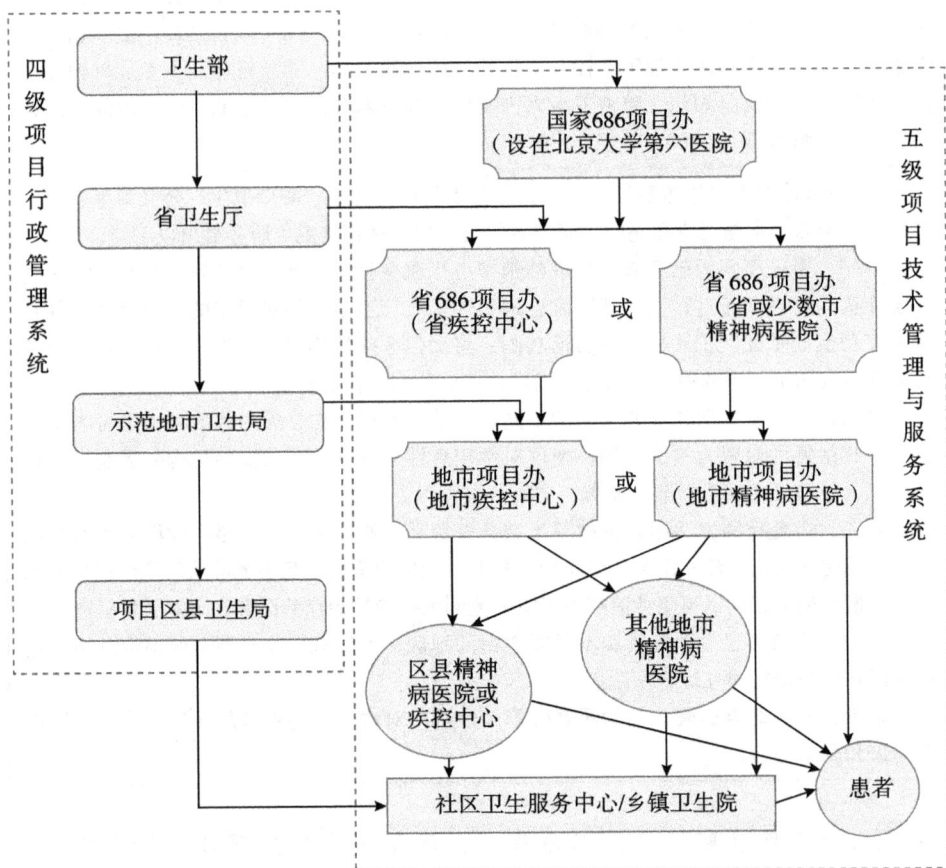

图 4.2　686 项目调整后的四级项目行政管理系统与五级项目技术管理和服务系统

由于地市级卫生行政部门和专业机构的工作能力与协调、动员资源的能力大大高于区县级的部门和专业机构，686 项目示范区的执行力得到较大提升。2008 年 686 项目示范区数量变为 44 个地市和 4 个直辖市，直辖市和地市卫生局承担项目的领导和执行的责任。从服务和管理效益方面观察，该网络对患者实施医院社区连续管理和治疗，对提高贫困患者治疗率，促进城市社区、乡村精神疾病防治，起到了很好的作用，获得极大的社会效益（宋冬明 等，2011）。

4.2.3 社区精神卫生服务在国家级规划中的地位提升

（1）社区精神卫生服务纳入国家社区卫生服务

2006 年中国社区卫生服务工作也在不断强化，社区精神卫生服务内容被纳入其中。卫生部和国家中医药管理局共同发布《城市社区卫生服务机构管理办法（试行）》，要求城市社区卫生服务中心逐步参与"为社区居民提供心理健康指导，实施精神病社区管理"，所需的补助经费由地方政府提供。一些经济发展较快的地方，如上海、北京、浙江等省市，在城市社区开始学习、推广 686 项目经验。

（2）社区精神卫生服务首次写入国家卫生事业发展五年规划

2007 年我国的社会宏观政策环境也向有利于发展社区精神卫生服务的方向转变。国务院批准"十一五"期间卫生事业发展规划纲要，第一次将 686 项目的核心要素——重性精神疾病患者管理治疗工作写入了国家卫生工作的五年发展规划，要求各地"落实重性精神疾病患者的监管治疗措施，提高医疗和康复水平，降低精神疾病致残率"（国务院，2007）。

（3）《全国精神卫生工作体系发展指导纲要（2008 年—2015 年）》发布：明确建立重性精神疾病管理治疗网络

2008 年 1 月《全国精神卫生工作体系发展指导纲要（2008 年—2015

年)》(以下简称《指导纲要》)经卫生部、中央宣传部、国家发改委、财政部等 17 个部门联合印发。《指导纲要》采纳了精神卫生服务体系建设系列研究结果和专家学者们提出的发展中国精神卫生服务体系的大多数建议。《指导纲要》要求"坚持防治结合,增强精神卫生专业机构的预防和社区康复功能,按照区域卫生规划,整合调整现有资源并逐步实现功能分化,健全完善精神疾病防治服务网络""坚持发展全面的精神疾病社区康复服务模式,健全完善社区康复机构""坚持重点干预,完善机构间工作衔接机制,建立健全重性精神疾病管理治疗网络"(卫生部 等,2008)。

4.2.4 支持项目执行的机构、制度和条件的建立与完善

(1)卫生部成立精神卫生处

伴随《工作规划》《指导意见》的实施,精神卫生体系建设也提上了卫生部议事日程,加上大量的 686 项目具体执行和管理事务,卫生部内部精神卫生管理工作量迅速增加。2006 年年初,卫生部再次做出机构调整,在疾控局[①]内成立精神卫生处。

(2)国务院建立精神卫生工作部际联席会议制度

2004 年 8 月北京发生一起重性精神疾病患者持刀行凶的恶性案件(详见本书第 4 章 4.2.1 节),政府领导高度关注,我国部分精神科医师的联名上书,要求加强患者治疗和康复管理,直接促成了国家精神卫生工作协调机制——"精神卫生工作部际联席会议制度"的建立。

2006 年 11 月经国务院批准,精神卫生工作部际联席会议制度建立。联席会议由国家级卫生、宣传、发展和改革、教育、公安、民政、司法、财政、人事、劳动保障、药品监管、法制、工会、共青团、妇联、残联、

---

① 经过 2003 年 SARS 之后,2005 年卫生部增加了疾病预防控制司人员数量,并更名为疾病预防控制局。

老龄 17 个相关机构组成，卫生部为牵头单位。2007 年又增加了文化部、中国科学院两个部门为成员单位。联席会议在国务院领导下，其职责总结起来主要有：向国务院提出精神卫生工作重大政策措施的研究建议，对精神卫生工作发展的重大问题进行协调、解决和推进，确定每年工作重点并协调和落实，对精神卫生各项工作进行指导、督促和检查（马弘 等，2009；国务院，2006）。

（3）卫生部发布精神卫生宣传核心信息

2006 年年初精神卫生处组织专家起草"精神卫生宣传教育核心信息和知识要点"草案。在核心信息和知识要点编制过程中，众多精神卫生专业人员或参加草案的提出和修改，或参与意见的讨论和研究，最终确定并形成专业共识，逐步完成了专业队伍思想认识和工作思路的统一。2007 年卫生部办公厅印发《精神卫生宣传教育核心信息和知识要点》，提出八条精神卫生宣传教育核心信息和相应的知识要点，核心信息明确提出中国重点防治的精神疾病是精神分裂症等，并告知公众"怀疑有心理行为问题或精神疾病，要及早去医疗机构接受咨询和正规的诊断与治疗""精神疾病是可以预防和治疗的"，强调社会要"关心、不歧视精神疾病患者，帮助他们回归家庭、社区和社会"（卫生部办公厅，2007）。

（4）卫生部培训地方管理人员，构建社区精神卫生服务共识

对卫生管理人员的精神卫生政策培训也随后展开。从 2008 年开始卫生部疾控局每年在北京举办 1~2 期精神卫生政策培训班，到 2013 年共举办 9 期，各省级行政单位的卫生厅和地市卫生局主管疾控工作的负责人与精神专科医院院长共 700 多人参加了培训。培训邀请国内知名精神医学、卫生管理、经济学、公共卫生等相关方面专家，介绍了精神卫生的基本概念、起源与发展，精神卫生服务、资源配置，686 项目实践和国家医改政策等，帮助管理者更好地理解和把握国家精神卫生政策（张明园，2012），

达到了开展社区精神卫生服务的行政动员和构建共识的目的。

4.2.5 社区精神卫生服务的部门规范出台

卫生部发布《重性精神疾病管理治疗工作规范》和《国家基本公共卫生服务规范——重性精神疾病患者管理服务规范》。

686项目经过近5年的实施，项目内容、实施程序、组织架构等已经基本成熟，卫生部总结、提炼686项目实施经验形成的两份规范性文件《重性精神疾病管理治疗工作规范》（以下简称《工作规范》）、《国家基本公共卫生服务规范——重性精神疾病患者管理服务规范》（以下简称《社区服务规范》），于2009年10月先后发布（卫生部，2009a，2009b；马弘等，2009）。《工作规范》确定了重性精神疾病患者从社区发现、专科医师确诊，到患者自愿登记、治疗和社区康复管理的从医院到社区全程服务流程，并建立了年度报告等工作制度。为与《社区服务规范》相衔接，保持两项规范要求的一致性，《工作规范》分解了686项目在社区的工作内容，提出社区患者"基础管理"和"个案管理"概念。《工作规范》要求所有的基层卫生机构执行"基础管理"，但686项目区县则要求有能力的基层卫生机构增加"个案管理"服务内容。患者"基础管理"的内容、程序和责任单位在两项规范中完全一致。

4.2.6 小结与重要活动时间节点

在试点先行和由点到面阶段，2004年中央转移支付地方重性精神疾病管理治疗项目（686项目）通过立项，2005年年初正式启动实施，686项目酝酿阶段提出的、写在纸面的社区精神卫生政策方案进入了现场实践操作。到2008年年底，在实施686项目的4年间，社区精神卫生政策方案的可及性和可操作性得到提升。2009年，以686项目为基础制定的重性精神疾病管理治疗的部门规范出台。具体内容包括以下方面。

首先，测试和修正了服务提供的组织架构。依据精神卫生服务资源研究结果，全国精神卫生服务资源主要分布在地市级和省级，2008 年卫生部办公厅发文对服务提供的组织架构进行调整：第一，将执行 686 项目的责任主体从区县级上调为地市级；第二，将实施 686 项目的组织架构，从通常卫生试点项目采用的"国家—省级—示范区县"三级结构，调整为"国家—省级—示范地市—项目区县"四级结构；第三，授权示范地市可自行决定增加实施 686 项目的区县数量和扩大实施范围；第四，由卫生部疾控局依据 686 项目经费增加情况而增加示范地市数量。建立在循证基础上的686 项目执行主体的修正决策，符合我国精神卫生服务资源分布实际，调动了更加有经济实力和技术能力的地市级政府与精神专科医院的积极性，也破除了制约 686 项目覆盖面扩大的藩篱。服务提供的组织架构调整和修正，提升了政策方案执行的资源适配性与可行性，为扩大试点奠定了制度基础。

其次，具体化了社区服务内容和服务流程。经由实施 686 项目，患者在社区建档、社区管理和治疗、定期随访等服务内容，以及每项内容的实施流程都得到了具体化和细化，提高了政策方案的可操作性。

最后，2009 年社区精神卫生服务部门规范出台。卫生部制定并发布两项部门规范：《工作规范》和《社区服务规范》，社区精神卫生政策方案合法化，成为全国卫生部门需遵循的工作制度。

在这一时期，卫生部疾控局成立精神卫生处，国务院建立了精神卫生工作部际联席会议制度，社区精神卫生服务写入了国家社区卫生服务文件和国家卫生事业发展规划，精神卫生工作指导纲要发布，686 项目执行的保障制度不断加强。

同时，通过实施 686 项目，组建了多功能服务团队、专家团队和管理团队。在 686 项目实施之初，国家专家团队即参与其中，国际上社区精神卫生服务的经验快速应用到项目中；国家和各项目地区都建立了项目管理办公室。地方组建了包括医院和社区人员在内的多种类别人员参加的医院社区一体化多功能服务团队。团队人员包括来自医院的精神科医生和护士，来自社区的社区医生和护士、居委会干部、警察、患者家属等，以及来自项目管理机构（多数为精神专科医院，少数为疾控中心）的项目管理人员。这种专业与非专业人员、官方与民间人员结合的方式，有效地补充了地方精神卫生专业人员的不足。

综上，经过实施686项目，社区精神卫生服务提供的组织架构、服务内容与流程等政策方案的细节不断完备，政策方案的可及性和可操作性得到提升并实现了合法化。同时通过项目实施还组织和培训了医院社区一体化的多功能团队，组建了专家团队和管理团队，开展社区精神卫生服务的要求纳入国家相关综合性卫生文件和规划，为下一步社区精神卫生服务的部门规范在全国执行，以及进一步实现政策构建的法制化，奠定了良好基础。

表4.3汇总了试点先行和由点到面阶段的重要事件及时间节点。

表4.3　2004—2009年试点先行和由点到面阶段的重要事件汇总表

时间	2004年	2005年	2006年	2007年	2008年	2009年
实施社区精神卫生国家试点项目	中央转移支付地方重性精神疾病管理治疗项目（686项目）获批立项	组建实施686项目的医院社区一体化多功能服务团队	参加项目的地方医院技术能力不断提高			
			项目实施中社区服务内容和服务流程不断细化与完善			
		建立686项目电子化信息管理手段	发布686项目管理办法和技术指导方案			
		建立国家精神卫生项目办公室				
		设立国家专家组				
	全国精神卫生学科带头人团队全程参与项目立项和执行					

续表

时间	2004 年	2005 年	2006 年	2007 年	2008 年	2009 年
架构实施项目的组织体系和服务网络		以区县级机构为主体，架构实施项目的组织体系和服务网络		研究发现，全国精神卫生的机构和人力资源主要分布在地市级	以循证为基础，调整地市级机构为项目执行主体	
社区精神卫生服务写入国家综合性卫生工作和规划中			社区精神卫生服务纳入国家社区卫生服务	社区精神卫生服务首次写入国家卫生事业发展规划	发布《全国精神卫生工作体系发展指导纲要（2008—2015 年）》	
建立并完善支持项目执行的机构、制度和条件			卫生部成立精神卫生处；国务院建立精神卫生工作部际联席会议制度 卫生部发布精神卫生宣传核心信息		培训地方管理人员构建社区精神卫生服务共识	
出台社区精神卫生服务的部门规范						卫生部发布《重性精神疾病管理治疗工作规范》 卫生部发布《国家基本公共卫生服务规范——重性精神疾病患者管理服务规范》

4.3 从部门规范到法律颁布（2009—2013 年）

这一时期是部门规范到法律阶段。2009 年全国开始执行《工作规范》和《社区服务规范》，国家《精神卫生法》于 2012 年颁布、2013 年实施。在这一阶段，以 686 项目为基础构建和修正的社区精神卫生服务部门规范出台后迅速在全国执行，同时中国政府批准实施新医改方案，大规模医改资金投入和精神卫生工作体系的机构建设，使重性精神疾病管理治疗工作迅速在全国推开，奠定了社区精神卫生服务的立法基础，社区精神卫生政策构建实现了法制化。

4.3.1 政策实施范围的扩大与保障机制的强化

（1）社区重性精神疾病患者管理服务进入国家基本公共卫生服务项目

2009 年 3 月《中共中央 国务院关于深化医药卫生体制改革的意见》发布，提出"完善以基层医疗卫生服务网络为基础的医疗服务体系的公共卫生服务功能，建立分工明确、信息互通、资源共享、协调互动的公共卫生服务体系"，建立城乡居民基本医疗保险制度和医疗救助制度（新医改）。按照新医改政策和 2009—2011 年医改近期重点实施方案（国务院，2009），全国社区卫生服务中心和乡镇卫生院（基层卫生机构）于 2009 年起实施基本公共卫生服务，中央财政通过转移支付对困难地区给予补助，2009 年的人均基本公共卫生服务经费标准不低于 15 元。[①] 社区重性精神疾病患者管理服务是国家基本公共卫生服务项目的 9 项工作之一，要求基

---

① 国家基本公共卫生服务项目，2009 年的内容包括 9 项，经费为全国人均 15 元；到 2014 年，内容增加到 11 项，经费增加到全国人均 35 元。参见：胡鞍钢，杨竺松，鄢一龙 .（2015）."十三五"时期我国社会保障的趋势与任务 . 中共中央党校学报，19（1），85-90.

层卫生机构执行《社区服务规范》，为居家的重性精神疾病患者建立健康档案，提供随访和评估、康复指导、健康体检服务（卫生部，2009a；马弘 等，2009）。

（2）卫生部召开会议要求将重性精神疾病管理治疗工作纳入地方日常工作

2010 年 7 月卫生部疾病预防控制局在成都召开"全国重性精神疾病管理治疗工作会议"，推广成都市在全市所有区县实施 686 项目的经验，时任卫生部副部长出席会议要求各地将 686 项目逐渐转化为重性精神疾病管理治疗工作，纳入地方政府部门的日常工作（卫生部疾控局，2010b）。据卫生部统计，2010 年年底已经有 80% 的区县实施了国家基本公共卫生服务项目，开始为社区的重性精神疾病患者建立健康档案并随访，全国发现并登记和确诊的重性精神疾病患者达到 300 多万人。

（3）发布《精神卫生防治体系建设与发展规划》，启动全国精神医疗机构建设

2010 年 9 月经过 4 年多的调查、研究和建设论证等过程，我国精神卫生服务体系建设和资源配置与机构建设的方案完成前期准备工作（马弘 等，2009），中央政府批准《精神卫生防治体系建设与发展规划》（国家发改委 等，2010），2010—2012 年中央和地方政府共计投资 154 亿元（其中，中央投资 91 亿元），在全国改建、扩建 549 家承担危急重症精神疾病救治服务的区域精神卫生中心以及省级、地市级和部分区县级精神专科医院和综合医院精神科。同年 10 月中央财政也投入了 1.49 亿元资金，为 608 家精神专科医院和综合医院配置了精神科基本医疗设备（严俊 等，2013）。通过本轮建设，全国大多数精神医疗机构增加了病床数量，更新了房屋设施和设备，机构面貌焕然一新。

（4）启动全国精神卫生专业人才培养项目

社会政策环境继续向支持重性精神疾病管理治疗工作的方向发展。自2011年开始，中央财政每年提供精神卫生专业人才培养专项经费280万元，卫生部疾控局以686项目执行医院为主开展了一场全面的精神科基本知识基本技能培训，促进地方精神医疗机构提高人员专业技术能力。

（5）开展社区精神卫生服务效果评估考核，加强686项目质量管理

2010年重性精神疾病防治工作纳入了各级卫生部门创建"平安医院"工作考评，2011年7月重性精神疾病管理治疗工作纳入国家加强和创新社会管理工作。2011年国务院医改办要求各地政府建立严格的包括国家基本公共卫生服务在内的绩效考核机制，每月汇总通报、每季度考核工作进度，在2011年年底全面评估医改三年目标任务完成情况；同时，中央政府建立定期督导机制，每季度在全国范围内集中督导检查工作完成情况（国务院办公厅，2011）。

由于社区精神卫生服务具有较强的专业性，并且患者疾病诊断和治疗方案必须由精神科医师做出，基层卫生机构不具备独立工作能力，基层卫生机构与精神医疗机构联系的迫切性增加。2011年国家投资加强精神卫生服务体系建设，地方主要的精神医疗机构都得到了建设资金投入，而获得资金的条件之一就是医院必须开展社区精神卫生服务。在地方卫生行政部门的领导和协调下，大多数精神医疗机构建立了与基层卫生机构的工作联系。

2011年686项目强化了工作质量管理，提出社区精神卫生服务网和管理网的考核评估要求。社区精神卫生服务网的3项基本要求包括以下内容。①开展双向转诊。要求基层卫生机构与精神专科医院之间建立双向转诊机制，保障康复的患者能够从医院转到基层卫生机构进行康复和管理，社区

患者在疾病发作时能够及时转到医院接受治疗。②建立点对点的技术支持和指导关系。要求在基层卫生机构工作的社区精防医生与上级医院的精神科医生建立对口技术支持和指导联系，以便在社区需要时能够获得及时的技术指导，弥补基层人员技术能力不足。③建立社区患者关爱帮扶小组。在社区建立由精防医生、街道干部、残联和民政的社会工作者、派出所民警、社区志愿者、患者家属共同组成的患者关爱帮扶小组，从疾病治疗和康复、劳动生产、社会生活等方面向患者给予帮助。社区精神卫生服务管理网 3 项基本要求包括以下内容。①建立定期报告（月报、年报）制度。②对基层工作实施目标考核。③上级对下级开展日常督导和技术指导。

（6）卫生部办公厅发布《重性精神疾病信息管理办法》，升级全国重性精神疾病信息管理系统功能

2011 年 8 月依照"整体规划、分步实施、确保必须、融入主流"的建设思路，国家重性精神疾病信息系统的第一期建设项目"重性精神疾病基本数据收集分析系统"建成并投入使用，同时制定了系统管理规范和系统的用户与权限管理规范（卫生部办公厅，2011）。2012 年 3 月卫生部批准《疾病管理基本数据集　第 3 部分：重性精神疾病患者管理》为卫生行业标准（WS 372.3-2012）。2012 年 6 月卫生部办公厅发布《重性精神疾病信息管理办法》规范了信息管理与利用的原则和申请程序，确保患者信息安全（卫生部办公厅，2012）。

信息系统第一期项目成功建成，实现了国家重性精神疾病信息与精神医疗机构、精神疾病防治机构、基层卫生机构信息联网，建立了信息月报和年报制度，对地方开展重性精神疾病管理治疗工作给予了有效支撑。至2012 年 12 月 1 日，30 个省级行政区的信息系统直报用户达到 4.16 万。

2013 年 3 月精神疾病信息报告系统第二期建设项目"严重精神障碍病例管理系统"完成建设论证和招标，2013 年年底完成了软件开发和部分省

测试，2014 年在部分省（自治区、直辖市）试运行，2015 年年初在全国部署。国家病例管理系统建立了与省级病例管理平台数据交换接口，以基本数据收集分析系统为基础，增加依法报告严重精神障碍发病的功能，与精神医疗机构的患者电子病历系统链接，实现医院与社区间患者信息互联互通。

（7）国务院印发《国家基本公共服务体系"十二五"规划》，提出社区重性精神疾病患者管理服务工作要求

2012 年 7 月国务院印发《国家基本公共服务体系"十二五"规划》，要求在"十二五"期间重性精神疾病患者在社区免费享有登记管理、随访和康复指导的国家基本公共卫生服务，患者管理率达到 70%，经费由地方政府负责，中央财政适当补助。

4.3.2《精神卫生法》的颁布与法制化进程

（1）社区精神卫生服务的覆盖范围迅速扩大

在新医改政策和资金支持下，随着国家基本公共卫生服务项目迅速普及，社区重性精神疾病患者管理服务的覆盖范围从 686 项目示范区迅速扩大到全国。在以地市级为责任主体组建社区精神卫生服务组织架构的机制下，686 项目资金量从新医改前 2008 年的 4149 万元，增加到 2013 年的 9387 万元，全国开展 686 项目的地市数量和区县数量快速增加。2008 年 686 项目只覆盖了 54 个地市、61 个项目区县，2009 年增加到 113 个地市、200 个项目区县，2010 年为 160 个地市、671 个项目区县，2011 年为 170 个地市、766 个项目区县，2012 年为 226 个地市、1652 个项目区县，2013 年为 275 个地市、1926 个项目区县。[1] 在国家基本公共卫生服务项目资金支持下，一些没有得到 686 项目资金的地方，也开展了社区患者管

---

① 资料来源：国家精神卫生项目办公室。

理服务工作。[①]

卫生部疾控局统计，到 2012 年年底全国已经有 300 多万重性精神疾病患者在社区建立了健康档案。通过 686 项目的推广实施，中国建立了堪称世界最大的精神专科疾病服务网络：网络中有各种机构 40 万个，其中医院 1110 家；定期随访患者 200 万例，686 项目直接免费治疗患者近 10 万例，解除关锁患者 2000 余例，公共卫生服务的公平性和可及性得到了体现。我国精神卫生服务模式经历了以精神专科医院为主的服务，已成功向医院社区一体化的全程服务过渡，由"孤岛式"的点状服务逐步转变为连续的包括治疗、管理和康复一条龙式的服务（马弘 等，2011）。

（2）社区精神卫生服务内容写入国家《精神卫生法》相关条款

社区精神卫生服务被认为是保护精神疾病患者人权和疾病治疗权，减少社会歧视，促进患者康复和回归社会正常生活的重要手段，在国际社会受到高度重视，是精神卫生立法的关键和重要内容。通过实施 686 项目，我国社区精神卫生政策方案完成了可及性和可操作性建设，2009 年卫生部颁布《工作规范》和《社区服务规范》，加上新医改政策支持和资金投入增加，社区精神卫生服务的覆盖范围快速扩大，具备了立法必备的工作制度、服务体系、机构人员、经费保障等基础，社区精神卫生服务立法条件成熟。

2012 年 10 月 26 日全国人大常委会审议通过《精神卫生法》，法律于 2013 年 5 月 1 日生效实施。

《精神卫生法》多个条款得益于 686 项目和重性精神疾病管理治疗工作的贡献（Good & Good，2012）。例如，第一章总则的第三条提出精神卫生工作实行预防为主的方针，坚持预防、治疗和康复相结合的原则；第六

[①] 按照卫生部司局职责分工，686 项目由疾控局管理，国家基本公共卫生服务项目（2009 年开始立项并实施）由基层卫生司管理。国家基本公共卫生服务项目实施后，686 项目的社区患者管理和康复服务经费整体划入了国家基本公共卫生服务项目中。但是 2009 年后的最初几年，两个项目在一些地区的协作还未实现，这些地区还没有建立在医院指导下的社区精神卫生服务网络，社区患者管理服务由基层卫生机构独立开展。

条要求实行"政府组织领导、部门各负其责、家庭和单位尽力尽责、全社会共同参与的综合管理机制";第七条强调应建设和完善精神障碍的预防、治疗和康复服务体系。第二章心理健康促进和精神障碍预防的第二十条强调了村民委员会、居民委员会应当协助所在地人民政府及其有关部门开展社区心理健康指导、精神卫生知识宣传教育活动;第二十一条对精神障碍患者家庭的责任做了要求;第二十四条要求实行严重精神障碍发病报告制度。第四章精神障碍康复的第五十四条要求建立精神障碍患者社区康复机构;第五十五条强调了医疗机构开展社区精神卫生服务的具体任务(为在家居住的严重精神障碍患者提供精神科基本药物维持治疗,并为社区康复机构提供有关精神障碍康复的技术指导和支持);社区机构的精神卫生服务具体任务(建立严重精神障碍患者健康档案、定期随访居家患者、指导患者服药和康复、对患者监护人进行培训);第五十七条要求残疾人组织或者残疾人康复机构应当根据精神障碍患者康复的需要,组织患者参加康复活动;第五十八条要求用人单位安排患者参加必要的职业技能培训提高就业能力;第五十九条要求精神障碍患者的监护人应协助患者进行康复训练;第五章保障措施的第六十一条强调了地方政府在建设和完善精神卫生服务体系中的责任分工,第六十二条要求各级政府加大精神卫生的财政投入,第六十三条强调国家对边远地区精神卫生工作的保障要求,第六十五条要求综合性医疗机构开设精神科提高精神障碍诊断治疗能力,第六十八条规定了承担精神障碍患者的治疗和康复费用、贫困患者的医疗救助费用和社区基本公共卫生服务费用的责任主体。

2013年7月按照《精神卫生法》第二十四条规定,国家卫生和计划生育委员会(以下简称国家卫生计生委)发布《严重精神障碍发病报告管理办法(试行)》,建立了严重精神障碍发病报告制度。

4.3.3 小结与重要活动时间节点

这一时期是社区精神卫生政策的部门规范到法律阶段。2009 年卫生部颁布两项部门规范使重性精神疾病管理治疗方案实现合法化后，686 项目在我国新医改政策和资金支持下，迅速扩大实施范围，社区精神卫生服务的立法条件成熟。

2012 年《精神卫生法》颁布，社区精神卫生政策构建实现法制化。社区精神卫生服务具备了建立法律制度必备的工作制度、服务体系、机构人员、经费保障等基础，服务内容写入《精神卫生法》相关条款，实现了政策构建的法制化。

在这一时期，社区精神卫生政策的实施保障能力和条件不断增强，686 项目快速扩大覆盖范围。

第一，2009 年中国政府启动新医改，建立了基本公共卫生服务均等化制度、城乡居民基本医疗保险制度和医疗救助制度，国家提供大量资金支持在社区开展基本公共卫生服务项目。社区重性精神疾病患者管理服务是国家基本公共卫生服务项目的内容之一。

第二，在 686 项目实施中探索的、以地市级为责任主体组建社区精神卫生服务组织架构的制度设计，给予了地市级卫生部门自行扩大项目实施范围的权利，为项目扩大提供了制度保障。

第三，国家加强精神卫生服务体系中精神医疗机构建设，开展精神卫生专业人员培训，激发了地方精神医疗机构开展社区精神卫生服务的积极性。

第四，重性精神疾病管理治疗工作纳入地方政府年度工作目标考核，强化了地方政府执行力。

综上所述，2009 年卫生部发布的两项部门规章——《工作规范》和《社区服务规范》进入全国实施阶段。同一年，中国政府启动新医改。在新医改政策和资金支持下，加上以地市级为责任主体组建社区服务组织架构的制度设计，重性精神疾病管理治疗工作在全国快速推广，覆盖范围扩大。在这一时期，全国精神医疗机构建设项目和精神卫生专业人员培训项目实施，提升了精神医疗机构开展社区服务的积极性，重性精神疾病管理治疗工作纳入地方政府年度工作目标考核，强化了地方政府执行力。社区精神卫生服务具备了立法必备的工作制度、服务体系、机构人员、经费保障等基础，内容写入《精神卫生法》相关条款，最终实现政策构建的法制化。

表 4.4 汇总了部门规范到法律阶段的重要事件及时间节点。

表 4.4　2009—2013 年部门规范到法律阶段的重要事件汇总表

时间	2009 年	2010 年	2011 年	2012 年	2013 年
扩大社区精神卫生政策实施范围，加强政策实施保障		卫生部疾控局召开会议要求将重性精神疾病管理治疗工作纳入地方日常工作		启动精神卫生专业人才培养项目	
				加强在医院指导下的社区精神卫生服务效果评估考核	
		发布《精神卫生防治体系建设与发展规划》，启动全国精神医疗机构建设			
		重性精神疾病防治工作纳入各级卫生部门创建"平安医院"工作考评		发布《重性精神疾病信息管理办法》，升级全国重性精神疾病信息管理系统功能；《国家基本公共服务体系"十二五"规划》提出社区重性精神疾病患者管理服务工作要求	
	社区重性精神疾病患者管理服务进入国家基本公共卫生服务项目				
	连续举办多期卫生行政管理负责人和精神专科医院院长精神卫生政策培训班				

续表

时间	2009 年	2010 年	2011 年	2012 年	2013 年
社区精神卫生政策构建实现法制化	社区精神卫生服务的覆盖范围迅速扩大				
				社区精神卫生服务写进《精神卫生法》	
					发布《严重精神障碍发病报告管理办法（试行）》

4.4　社区精神卫生政策演进的总体回顾

本章阐述了在国际社会促进社区精神卫生倡议下，我国社区精神卫生政策方案从提出到在 686 项目试点实践中测试和修正，再到卫生部颁布部门规范，最后将社区精神卫生服务内容写入《精神卫生法》相关条款，实现社区精神卫生政策构建合法化及法制化的过程。

第一，在中国社区精神卫生政策演进过程中，有 4 个标志性关键节点：① 1998 年我国政府回应国际社会倡导将精神卫生纳入公共卫生；② 2004 年设立国家试点项目（686 项目）；③ 2009 年出台部门规范；④ 2012 年《精神卫生法》颁布，2013 年生效实施。4 个标志性关键节点将社区精神卫生的政策过程分为三个阶段，在 686 项目酝酿阶段（1998—2004 年）提出了政策方案，在试点先行和由点到面阶段（2004—2009 年）通过实施 686 项目测试和修正了政策方案并出台了部门规范实现合法化，部门规范到法律阶段（2009—2013 年）在新医改政策和资金支持下部门规范实施范围迅速扩大充实了立法基础，政策构建实现了法制化。

第二，社区精神卫生政策在不同发展阶段构建重点不同。

在试点的酝酿阶段，政策构建的重点有以下内容。①明确服务目标。提高精神分裂症治疗率；对被关锁的精神疾病患者，从治疗、看护、资助等方面制定可行的解锁方案。②确定服务内容。建立社区重点精神疾病患者档案，开展定期随访、家庭病床和护理、常规康复。普查摸底患者被关锁情况，开展监护治疗。③确立服务提供的组织架构。建立以精神卫生专业机构为主体、综合性医院为辅助、基层医疗卫生机构与精神疾病社区康复机构为依托的精神卫生服务体系和网络。④提出服务要求。建立健全精神卫生服务网络，把防治工作重点逐步转移到社区和基层。充分发挥社区卫生服务体系在精神疾病患者治疗与康复中的作用。

在试点先行和由点到面阶段，通过实施 686 项目所进行的政策构建重点有以下内容。①测试和修正服务提供的组织架构。依据对全国精神卫生服务资源研究结果，对服务提供组织架构进行调整，完成了政策方案与服务资源适配：一是将执行 686 项目的责任主体从区县级上调为地市级；二是将实施 686 项目的组织架构，从通常卫生试点项目采用的"国家—省级—示范区县"三级结构，调整为"国家—省级—示范地市—项目区县"四级结构；三是授权示范地市可自行决定增加实施 686 项目的区县数量和扩大实施范围；四是由国家项目管理机构依据 686 项目经费数量涨幅，及时增加示范地市数量。②具体化社区服务内容和服务流程。经由实施 686 项目，患者在社区建档、社区管理和治疗、定期随访等服务内容，以及每项内容的实施流程都得到了具体化和细化，提高了政策方案的可操作性。③ 2009 年卫生部制定并发布《工作规范》《社区服务规范》，686 项目方案实现合法化。

在部门规范到法律阶段，政策执行重点有以下内容。①部门规范在新医改政策支持和资金保障下在全国实施，686 项目实施范围迅速扩大。② 2012 年，社区精神卫生服务具备了建立法律制度必备的工作制度、服务体系、机构人员、经费保障等基础，社区精神卫生政策内容写入《精神卫生法》相关条款，实现了政策构建的法制化。

第三，在整个社区精神卫生政策演进过程中，政府支持和资金保障与目标考核、国家专业管理机构建立、精神卫生行业动员和宣传、专业技术人员团队建立、灵活的社区服务组织架构组建制度，对政策出台和实现法制化至关重要。

在 686 项目酝酿阶段，我国政府对精神卫生工作重视程度的提升，卫生部精神卫生专家"智囊团"的形成，国家级精神卫生专业管理机构的建立，以及相关的宣传和系列培训活动凝聚了必要的共识，这些努力从政府、组织、知识、社会等方面为下一步 686 项目的出台准备了条件。

在试点先行和由点到面阶段，开展社区精神卫生服务的要求纳入国家相关综合性卫生规划，通过实施 686 项目，国家和地方组织并培训了医院社区一体化的多功能团队，组建了专家团队和管理团队，对部门规范出台后的实施提供政策和技术支持，为后续 686 项目在全国推广储备了人力。

在部门规范到法律阶段，社区精神卫生政策的实施保障能力和条件不断增强，686 项目快速扩大覆盖范围。首先，2009 年中国政府启动新医改，国家提供大量资金支持在社区开展包括重性精神疾病患者管理服务在内的基本公共卫生服务项目。其次，以地市级为责任主体组建社区服务组织架构的制度设计，赋予地市级卫生部门自行扩大项目实施范围的权利，为项目扩大提供了制度保障。再次，国家加强精神卫生服务体系中精神医疗机构建设，精神卫生专业人员培训，激发了地方精神医疗机构开展社区精神卫生服务的积极性。最后，重性精神疾病管理治疗工作纳入地方政府年度工作目标考核，强化了地方政府执行力。

第 5 章

社区精神卫生政策的议程设置

本章应用多源流政策过程框架，分析社区精神卫生政策的问题源流、政治源流、政策源流的形成、发展和汇聚，最后打开了议程设置的机会窗口，使该议程得以成功设置，阐述了精神卫生政策企业家与政策共同体的特征及其在这一过程中的作用。

在本书中，议程设置是指从政府角度认识问题的过程，或将所有问题中真正成为关注焦点的问题筛选到列表中的过程（金登，2017；豪利特，拉米什，2006）。在全球改善精神卫生服务运动推动下，1998 年卫生部将精神卫生纳入公共卫生范畴。之后，经历了三源流的汇聚，社区精神卫生政策的议程得以设置，2002 年、2004 年，先后发布了《工作规划》和《指导意见》，并于 2004 年设立了中央转移支付地方重性精神疾病管理治疗项目（686 项目）。

5.1 问题源流：锁定重性精神疾病

问题是公共政策的源头。金登认为，只有当人们认为应该就某些状况而采取某种行动时，状况才能被界定为问题，然而，并非所有的问题都能够得到决策者的注意，只有那些具备了某些特质的问题才会引起决策者的注意（金登，2017）。

那么，重性精神疾病的什么特质引起了决策者注意呢？

5.1.1 纷繁复杂的精神卫生问题（状况）

按照上述金登对问题源流中"问题"与"状况"的定义，这里实际讨论的是精神卫生状况，但是为便于与其他文献的表述一致，方便理解，在此依然采用精神卫生问题的表述。

先来看看精神卫生问题都有哪些。精神卫生有广义、狭义之分，广义的精神卫生包括了精神疾病的预防、治疗和康复，以及心理健康的维护和促进，以使个体更好地生活和适应社会（张明园，2012）。所以，mental health 既译作"精神卫生"或"精神健康"，又译为"心理卫生"或"心理健康"，从中反映出精神卫生涉及面的宽度（从健康状态、亚健康状态，到疾病状态，乃至精神残疾）、涉及人群范围的广度（从健康人、心理行为问题者，到精神疾病者、精神残障者）、采用干预手段的多样性（从自我心理保健与调适，到心理咨询与治疗，再到精神疾病治疗与康复等）。

处于增长势头的中国精神卫生问题种类繁多、表现不一、原因各异。

中国是一个地域广阔、人口众多、历史悠久、文化多元的发展中国家，在心理健康促进和精神疾病防治方面，既有与世界各国相似的精神卫生问题，又有自己独有的特殊问题（赵旭东，张伟，2013）。中国从一个传统的农业社会进入工业化，乃至后工业化社会的时间不过百年，现代化进程极大地加速，精神卫生面临两方面的严峻问题：一方面是与社会变革相伴随的各类心理行为问题出现明显增长势头，另一方面是重性精神疾病患者的治疗和管理制度仍然处于初建阶段并且工作任务十分繁重。同时，全国各个地区之间精神卫生的机构资源、人力资源发展不平衡，资源的数量分布和质量条件差异较大，精神卫生在管理制度、发展环境、服务体系和服务网络等方面存在的不平衡不充分的问题，与广大群众的精神卫生需求有很大的差距。造成我国精神卫生问题呈现增长势头的原因主要有以下四个。

首先，经济转轨与社会转型。改革开放以来，中国经济转轨与社会转型使影响精神卫生的因素剧增。人口结构改变、期望寿命延长、应激源增加及多样化、生活方式改变、环境污染等，都是直接影响精神卫生的重要问题。例如，60 多年以来，中国人口结构从人口大幅增加到严格的计划生育政策，导致家庭结构及养育方式改变，再到出现性别比例失调、老龄化程度提前到来、社会"未富先老"等变化，对精神疾病患病率升高产生了直接的影响。中国有重性精神疾病患者约 1600 万（卫生部 等，2002a），这些患者疾病症状严重，社会功能严重损害，难以处理自身事务，病情发作时对自身的健康状况或者客观现实不能完整认识，具有肇事肇祸等危害社会行为。据 2001—2005 年浙江省、山东省、青海省、甘肃省（天水市）开展的精神障碍流调结果，4 个省的精神障碍总时点患病率达到 17.5%，除重性精神疾病患病率基本稳定外，其他精神障碍患病率明显高于 20 世纪 80 年代、90 年代调查结果（Phillips et al.，2009）。2013 年世界著名医学杂志《柳叶刀》发表了全球疾病负担研究系列文章，《2010 年全球疾病负担研究：1990—2010 年中国快速的健康转变》一文揭示，1990—2010 年的 10 年间，中国疾病负担（以残疾调整生命年计算，disability-adjusted life years，DALYs）在总体上有所下降，体现了人群整体健康状况得到改善；然而，与整体健康状况得到改善不一致的是，精神和行为障碍导致的疾病负担占当年所有疾病负担的比例却从 6.69% 上升到 9.46%，其中，单相抑郁、酒精使用障碍、焦虑障碍、精神分裂症、双相抑郁的疾病负担均有增加（Yang et al.，2013）（见表 5.1）。

表 5.1 1990—2010 年中国精神障碍的疾病负担

疾病类别	1990 年		2010 年	
	DALYs（万）	占当年所有疾病的百分比（%）	DALYs（万）	占当年所有疾病的百分比（%）
所有疾病	36539.08	100.00	31661.61	100.00
传染病、母婴和营养性疾病	9706.54	26.56	3202.45	10.11
非传染性疾病	21713.55	59.43	24378.77	77.00
神经疾病	548.25	1.50	671.11	2.12
精神和行为障碍	2445.05	6.69	2995.41	9.46
单相抑郁	947.07	2.59	1176.73	3.72
酒精使用障碍	280.10	0.77	348.93	1.10
精神分裂症	255.42	0.70	347.23	1.10
焦虑障碍	230.27	0.63	288.50	0.91
双相抑郁	219.22	0.60	275.85	0.87
伤害	5118.99	14.01	4080.40	12.89

根据 Yang G.H., Wang Y., Zeng Y.X., Gao G.F., et al.（2013）Rapid health transition in China, 1990-2010: findings from the Global Burden of Disease Study 2010. Lancet, 381（9882）: 1987-2015 整理。

其次，人口流动。中国在工业化、信息化、城镇化、农业现代化过程中，出现的城市流动人口、农村留守儿童和留守老人等人群的心理适应问题增加。自 20 世纪 70 年代末改革开放以来，在进入现代化的过程中，快速城市化和工业化带动大量农村青壮年剩余劳动力向城市转移和迁徙，一批老人和儿童留守在农村。长期的代际分离加之农村文化生活单调，以及可能出现的代际隔阂增大等，增加了留守老人的孤独感和精神慰藉的缺失等问题（丁志宏，2016）；父母在家庭功能中缺位，加上农村学校教育管理不健全等，由于缺乏倾诉对象和家人引导，留守儿童的心理压力较大，容易出现性格发展不健全、学习滞后、心理失衡、行为失范等问题（辜胜阻 等，2011）。同时，随着经济繁荣带来的高竞争、快节奏的工作方式，传统文化受到外来文化的冲击，科技进步对交通、通信、娱乐、消费等日常生活方式的影响，给许多人带来巨大的心理压力和持续的应激（陈云华，吴龙玉，2014）。

再次，人们精神世界的变化。随着社会文化变迁，人们的精神世界发生了深刻变化，一些原来"不是问题的问题"，或者"过去没有感觉到的问题"变得突出显著了（肖水源，2017）。例如，与心理健康或精神疾病相关的知识、态度、标准及常模、社会支持系统、帮助行为与求助行为等方面的变化，影响了大众及专业人员对精神疾病的识别、诊断和处理方式。互联网时代到来，精神卫生健康教育知识较之前更为普及和易得，但是，这样的变化，有的有积极意义，有的却可能适得其反。例如，精神疾病病因和发病机制知识的传播，提高了对患者的识别率、治疗率，但对于生物学因素的单方面强调，不但不能改变，甚至还强化了人们对精神疾病的悲观主义态度及歧视性态度。而对于心理、社会因素的单方面强调，也有可能使需要躯体治疗的患者延迟就诊和治疗（肖水源，2016）。

最后，精神卫生服务的缺口。与精神疾病患者数量众多、社会对精神卫生服务需求上升的现实相比，我国精神卫生服务起步晚、水平较低，服务能力不足的矛盾突出。2006 年年底全国有精神卫生专业机构 1124 家，精神科床位数 14.6 万张，每万人口的精神科床位为 1.12 张（郭岩 等，2008），2005 年年底全国的精神科医师为 1.9 万名，每 10 万人口有精神科医师 1.46 名（张明园 等，2008），精神卫生服务能力无论是精神科病床配置比例，还是精神科医师配置比例，都与中高经济收入水平的国家有较大差距①。此外，我国精神卫生服务资源的地区差异显著，大城市以及经济发达地区的精神卫生专业机构和人员数量，远远高于边远和不发达地区。综合医院精神科很少，精神科的亚专科分化程度低，儿童和青少年精神卫生学科基础差、力量薄弱；精神卫生专业人员的结构也欠合理，医疗护理人员相对不足，防治人员、心理治疗师、临床社工师及职业康复师严重短缺（张明园 等，2008）。同时，社会上对心理卫生服务有巨大需求，但在医疗机构以外，提供心理学帮助的心理咨询人员管理混乱，入行门槛低、来源多样，缺乏系统、充分的培训，缺乏质量评估和监管（赵旭东，张伟，2013），伦理、经济、法律方面问题频发，对个体、社会造成危害。

值得特别提出的是，与上述精神卫生服务能力不足相对应的，是大量精神疾病患者没有得到专业帮助，精神疾病识别率、治疗率很低（Phillips et al.，2009），医疗机构对已有患者已经应接不暇，医务人员疲于应付，只好使用药物、物理疗法来达到高效率处理患者的目的。医学模式仍以生物医学模式为主，生物—心理—社会医学模式推广实践不畅。

由于精神卫生涉及面宽、涉及人群范围广、具有多样的干预手段，从不同的角度、出于不同的目的，观察到的精神卫生问题（状况）也各有不同。那么，哪些精神卫生问题会吸引到更多的关注呢？

5.1.2 以患病率评判：重性精神疾病并非患病率最高的精神疾病

就像躯体存在着健康—亚健康—疾病—残疾的连续变化一样，人的心理也存在着心理健康—心理和行为问题—精神疾病—精神残疾的连续变化。其中，精神疾病是心理行为的变化达到了疾病诊断标准的疾病。精

---

① 世界卫生组织公布：2005 年全球中高收入国家（以人均 GDP 计）每万人口有精神科病床 7.7 张，每 10 万人口有精神科医师 2.7 名；中低收入国家每万人口有精神科病床 1.59 张，每 10 万人口有精神科医师 1.05 名。参见：马弘，谢斌.（2012）. 精神卫生资源配置. 精神卫生政策与实践（张明园主编）. 北京：人民卫生出版社.

神疾病是由各种原因导致的感知、情感和思维等精神活动的紊乱或异常，因而影响患者的功能活动，或造成患者明显的痛苦的一组疾病（张明园，2012），有 10 个大类 72 个小类，约 400 种。根据浙江省、山东省、青海省、甘肃省（天水市）4 省成人精神障碍流调结果，2001—2005 年 18 岁及以上成年人的精神障碍总时点患病率为 17.5%；患病率超过 1% 的疾病类别有心境障碍（6.13%）、焦虑障碍（5.63%）、物质使用障碍（5.89%）。在特定单病种中，患病率较高的有酒精使用障碍（5.81%）、重性抑郁障碍（2.07%）、心境恶劣障碍（2.03%）、广泛性焦虑障碍（1.32%）（见表 5.2，Phillips et al.，2009）。河北省（2004 年）和深圳市（2005 年）调查的成年人精神障碍时点患病率分别为 16.24% 和 21.87%，各个类别精神障碍的患病率也呈现出与 4 省调查结果相似的结果（胡纪泽 等，2009；栗克清等，2007）。

表 5.2　2001—2005 年 4 省成年人精神障碍流行病学调查精神障碍时点患病率

类别	患病率（%）	特定病种	患病率（%）
心境障碍	6.13	重性抑郁障碍	2.07
		心境恶劣障碍	2.03
焦虑障碍	5.63	广泛性焦虑障碍	1.32
物质使用障碍	5.89	酒精使用障碍	5.81
精神病性障碍	0.95	精神分裂症	0.78
器质性精神障碍	0.24		
其他精神障碍	0.31		
合　计	17.50*		

* 合计患病率考虑了共病情况后得出。就是说，如果 1 人患 2 种精神障碍，合计中按 1 人计算，分类别中各类单独计算。

引自：Phillips M.R., Zhang J., Shi Q., et al.（2009）. Prevalence, treatment, and associated disability of mental disorders in four provinces in China during 2001-05: An epidemiological survey. Lancet, 373（9680）: 2041 – 2053.

如果精神卫生问题的严重性或关注度以患病率为评判标准，酒精使用障碍有高达 5.81% 的患病率，当之无愧应该引起关注。

但是，是什么原因使以精神分裂症（患病率 0.78%）为代表的精神病性障碍类疾病（患病率 0.95%，是构成重性精神疾病的主要疾病类别）引起了精神卫生专家们和政治家们的关注？重性精神疾病在精神卫生问题的"竞争"中胜出，个中缘由是什么？

5.1.3 重性精神疾病在精神卫生问题"竞争"中胜出的原因

重性精神疾病主要包括双相情感障碍、精神分裂症、分裂情感性障碍、妄想性障碍（偏执性精神病）、精神发育迟滞、癫痫性精神病 6 种疾病（张明园，2012）。根据 1993 年全国精神疾病流行病学抽样调查结果，以重性精神疾病为主的患病率已由 1982 年的 1.269% 上升到 1.347%（不含神经症），在各种重性精神疾病中，精神分裂症患病率最高（王金荣 等，1998）。2001—2005 年 4 省成人精神障碍流调结果显示，精神病性障碍类疾病患病率为 0.95%，其中精神分裂症患病率为 0.78%。

重性精神疾病在精神卫生问题"竞争"中胜出的原因主要有如下几点。

一是健康因素。尽管重性精神疾病患病率不高，但是从医学角度看，重性精神疾病的病程长，容易反复发作，患者致残率高。

重性精神病的代表是精神分裂症。精神分裂症在国际上目前的研究都认为是一种慢性复发性疾病，病程是长期的，经常会有发作。目前最有效的手段，是在专业人员指导下的药物治疗。就像高血压、糖尿病一样，相当比例是需要终身服药的。精神病是慢性病，反复发作（的话）病人会越来越不适应社会。（ET1）

二是伦理因素。从社会劳动生产力角度看，患者与人沟通、交往等社会功能缺损，日常生活能力、劳动能力衰退。

> 重性精神疾病人来就医的时候，他的社会功能已经受到严重影响了。病人不能像健康的时候那样来行使他的社会功能，学习、工作、家庭、人际交往等社会功能都严重受损，在旁人看，也已经呈现明显的患病状态。（LD2）

> 重性精神病更重要的是病人对家庭、对他个人的伤害。影像学的证据已经证明，对他个人来讲，如果得不到及时治疗，病每发作一次情况就会差一次，越来越难治，大脑萎缩越来越明显，病人的社会功能越来越差，回归社会的能力、机会越来越渺茫。从家庭来讲，负担会很重，导致亲情的背离，因为病人家庭没有能力完全来承担这个责任。（LD1）

三是经济因素。从民生角度看，患者及其家庭因病致贫、因病返贫的情况相当严重，贫困问题突出。

> 精神病人家里的负担是非常重的，有些非常有条件的、有能力的可以去治。但是精神病人本身就是一个特别容易贫穷的群体，很多状况下，他既没有能力，也没有财力去做一个持续的治疗，还加上有社会的歧视，有的家里基本上采取抛弃态度。（ET3）

> 重性精神病是导致残障、功能损害最严重的一类疾病，病人基本治疗、基本生活条件都不能得到保障，在很大程度上受到社会歧视。重性精神病人如果得不到及时的治疗，不只有经济负担和疾病负担，还有发展负担。想象一下，家里面有两个小孩，有一个小孩是精神病，那么父母就不敢去打工，经济能力就低了，影响另外一个不是精神病的孩子的受教育情况；父母老了以后，照顾不了这个精神病人，另外一个小孩可能要留在家里照顾自己的这个兄弟姐妹，代价是巨大

的，所以精神病人的家庭，在哪一个地方都是最贫困的。（AR1）

四是社会因素。从公民权益角度看，由于社会和公众对重性精神疾病依然存在大量的偏见与误解，对精神疾病患者难以像对待躯体疾病患者一样，精神疾病患者很难平等参与社会生产和生活，甚至有的还被关锁和禁锢（薄绍晔，1999）。

> 因为精神病跟其他病不一样，哪怕再严重的传染病，病人有自知力，能够主动去寻求治疗，求治欲望迫切。但是重性精神疾病人没有自知力。这些人如果不管他、不治他，就产生两个极端，要么流落社会，要么就被铁链子拴着关在笼子里。（AR2）

> 精神病人为特殊群体，重性精神病人尤其如此。这些人的支付能力、自我支持能力、自我发展能力都是很差的。（LD1）

五是安全因素。从社会保护角度看，由疾病所致，患者可能会因治疗和管理不到位而出现肇事肇祸[①]，直接影响到公共安全和社会稳定。

2000—2002 年黑龙江两个地区流调结果显示，严重危害社会治安精神疾病患者肇事肇祸案件占刑事案件的 4.8‰，占总人群的 1.8‰（李春生等，2004）；上海市报告 2005—2006 年全市已登记的精神疾病患者肇事肇祸发生率为 3.42‰，其中非上海户籍流动患者占 3/4，缺乏有效的治疗和管理是造成精神疾病患者失控肇事肇祸的主要原因（李学海 等，2007）。

> 重性精神疾病不光是疾病本身负担非常重，而且有一定的社会危害性，这也就是精神疾病跟其他病不一样的地方。其他疾病基本是危害自己、伤害自己，精神病人如果在疾病的支配下，完全有可能做出

---

① 肇事肇祸行为包括肇事行为和肇祸行为两类。肇事行为是指患者行为触犯了《治安管理处罚法》但未触犯《刑法》。例如，患者有行凶伤人毁物等但未导致被害人轻、重伤。肇祸行为是指患者行为触犯了《刑法》，属于犯罪行为。来源：卫生部 .（2009a）. 卫生部关于印发《重性精神病管理治疗工作规范》的通知 . 卫生部办公厅 .

一些病态的行为，而这个行为就影响到社会，影响到其他人的生命财产安全，甚至引发一些比较重大的公共安全事件。（P02）

六是权益因素。2013 年世界卫生组织发布的《2013—2020 年精神卫生综合行动计划》认为：精神疾患常常使个人和家庭陷入贫穷。与一般人口相比，精神障碍患者陷于无家可归或被不当监禁的情况要常见得多，加剧了其边缘化和脆弱性；由于污名和歧视，精神障碍患者的人权常常遭受侵犯，许多人享受不到经济、社会和文化权利，工作权、教育权、生殖权和享受可获得的最高健康标准的权利受到限制；他们还可能面临不卫生和不人道的生活条件、身体和性侵害、忽视，并可能在卫生机构遭到有害和有辱人格的待遇；他们往往被剥夺权利，如结婚和建立家庭的权利，人身自由权，投票权，有效、全面参与公共生活的权利，以及在对自身具有影响的其他问题上行使其法律能力的权利，包括治疗和保健；因此，精神障碍患者往往生活在脆弱情景之中并可遭受社会排斥和被边缘化，这成为对实现国家和国际发展目标的一个重大障碍（WHO，2013）。

综上，重性精神疾病汇集了健康问题、伦理问题、经济问题、社会问题、安全问题、权益问题等多重问题，其带来的社会成本不容小觑。

本研究访谈中，一位法学专家谈道：

重性精神病不管是对病人个人，还是对家庭、对社会来说，影响是最大的。对病人个人的前途、职业影响都很大。对家庭来说，一方面是家庭的正常秩序乱了，另一方面从经济角度来看，病人家庭的负担是非常重的，即便是有医保等，负担要比其他病远远重得多。因为病是长期的，而且病人又不能工作，不能正常生活，家里还要负担他的生活，还要养活他。对于社会来讲，重性精神病除了社会危害，给社会管理也造成很大的问题，比如说治安问题、邻里关系、社区稳定、社区和谐……都是问题。从法律的角度讲，因为重性精神病涉及人权的问题，比如说病人的民事权利能不能正常履行，病人得有监护人照顾他的生活，照顾他的医疗，实际上是在增加社会负担。因为病理性精神活动的支配，还可能造成两害，既伤害自己的合法权益，又伤害他人的合法权益，而且危害社会的公共利益与公共安全。（AR2）

故此，对重性精神疾病的治疗和管理，已经不仅仅是一个重要的公共卫生问题，而且具有强烈的社会保护、民生维护、患者人权保护、社会劳动生产力维持、公共安全和社会稳定保障等社会属性。重性精神疾病所承载的问题，是国家公共问题中的一个重要问题。

解决好重性精神疾病问题，成为政府公共政策需要考虑的主要需求。依照多源流政策过程框架观点，一旦选择将重性精神疾病作为政府精神卫生工作要解决的重要和首要问题，精神卫生服务的问题源流和政治源流就已经完成了结合。

重性精神病从专业的角度来讲，还是生物学的因素占主导。如果是生物学的因素占主导，用管理的方法管一个生物性的东西，那是违背科学规律的。生物性的东西，是用治疗的方法去处理，还有就是治疗的管理。急性期治疗好了，然后持续地进行治疗的管理，将极大地减轻社会管理的负担。应该把它看成需要长期的、全社会所关注的、持续性治疗管理的一种疾病。如果重性精神病的治疗管理理念能够深入人心，能够到像高血压、糖尿病那种自觉性地管理的话，病人病情的复发率会大大降低，造成的社会管理的负担会大大降低，我们的社会投入、管理投入就会大大降低。（ET3）

公民有要求守护自己健康的权利，这个权利需要政府提供最基本的保障。精神病人自己没有能力去治疗，这时候就需要他的家属，或者政府，或者有关部门协助。由于精神病的特殊性，社会危害性比较大，所以政府该给点药就给点药。（AR2）

政府出钱并不冤枉。打个比方，不拿钱给一个病人治疗，也不给他做康复，他的病复发了，他可能颠覆一列火车，这是有可能发生的，而这一列火车是几千万，（治疗和管理）花的这些钱比他破坏造成的损失小。（LD4）

基于以上认知，在政府文件表述中，"精神卫生已成为重大的公共卫生问题和突出的社会问题""控制重性精神疾病患者对社会的危害，对重性精神疾病患者进行治疗和管理"的观点（卫生部 等，2002b），分别写入了 2002 年的《工作规划》、2004 年的《指导意见》中。

5.2 政治源流：重性精神疾病的高社会成本促进政治共识达成

政治源流是政治系统面对社会问题的态度变化，独立于问题源流和政策源流而存在（金登，2017）。重性精神疾病具有的疾病表现，与民生、人权、社会安全、社会生产力联系密切：一方面，一些治疗欠缺和管理不力的患者，可能会肇事肇祸、危害社会安全；另一方面，患者常常因为有别于正常人的思维、言语、行为等表现，被社会疏远和隔离。从精神卫生服务起源中可以看到[①]，政治系统对重性精神疾病患者的"干预"由来已久。早期为了满足社会管理的需要，后期又增加了社会救助的功能，重性精神疾病患者先后被关进收容所、疯人院、感化院、精神病院等机构，以"保护社区和家人免受精神疾病患者的扰乱和伤害"（于欣，2012）。

在促进社区精神卫生政策的政治源流中，政府对解决重性精神疾病问题的推动、两会代表 / 委员对解决重性精神疾病问题的持续呼吁主导了政

---

① 已在第 1 章研究背景中述及。

治源流的方向，国民舆论对精神疾病患者肇事肇祸事件的担忧成为政治源流前进的助推器。

5.2.1 政府高层的推动

1. 政府高层对国际倡导的回应

1999 年时任国务院副总理致信"卫生部 / 世界卫生组织精神卫生高层研讨会"，表达中国政府对精神卫生工作的高度重视和支持（陈光曼，1999）。

2000 年开始，在精神卫生立法工作停滞近 10 年之后，卫生部又重新启动了精神卫生立法的调查和研究工作（谢斌，2013）。

2001 年，为回应时任世界卫生组织总干事对新世纪精神卫生工作的倡议信，时任国家主席回信表示中国政府对精神卫生工作的大力支持（新华社，2001）。

2. 卫生部等 4 部门联合召开全国第三次精神卫生工作会议

2001 年，卫生部等 4 个部门召开全国第三次精神卫生工作会议，再次明确表达了政府"控制重性精神疾病患者对社会的危害，对重性精神疾病患者进行治疗和管理"的态度，要求各地政府支持和开展精神卫生工作（卫生部 等，2002b）。

5.2.2 两会代表 / 委员的持续呼吁

由于重性精神疾病本身的特点，缺乏治疗和管理的患者肇事肇祸事件时有发生，社会、公众对治疗和管理重性精神疾病患者的呼吁持续存在。21 世纪以后，这些呼吁在每年 3 月份召开的全国人民代表大会和全国政治协商会议上，以全国人大代表建议案和全国政协委员提议案的方式提出，一直不断。①

一位公共卫生专家认为，21 世纪后精神疾病患者肇事肇祸受到社会关注可能有两个原因。

> 第一个原因是原来的劳动力成本很低。尽管精神病没有得到治疗，但是他可以得到看护，比如说把他关起来，或者是给他一个最基本的生活保障，给他吃一点饭等。但是 2000 年以后，随着社会经济的快速发展，人口流动的增加，病人家里面看护精神病人的人力成本大幅度提高，不只是经济成本，因为病人的家属也要去改善生活环境，到外面去打工、去赚钱，精神病人没有人看了。第二个原因是随着交通的发展，人口流动政策的变化②，精神病人本身的流动性大规模增加了，有机会在人群聚集地方出现，制造影响比较大的案件。这一类事件得到广泛的关注，以前并不是没有，而是（媒体和公众）关注要少一些，因为病人不能够流动，他在家里被看护了，即使流动也流动不多。（AR1）

5.2.3 国民舆论的担忧

尽管有肇事肇祸行为的精神疾病患者只占到总人群的 1.8‰（李春生等，2004），与违法犯罪者在人群中的比例相似，甚至更低，但是，由于精神疾病患者是在发病意识混乱状态下出现肇事或者肇祸行为，受害对象常常是无辜的路人或者家人，犯罪行为呈现"无差别化"现象，其产生的社会影响极为恶劣。

---

① 卫生部疾控局资料：2000—2013 年要求政府加强重性精神病工作的有关全国人大代表建议案和全国政协委员提议案共有 155 件，2011 年最多，达到 32 件。
② 2003 年国务院发布《城市生活无着的流浪乞讨人员救助管理办法》，废除了《城市流浪乞讨人员收容遣送办法》。来源：国务院办公厅．（2003）．城市生活无着的流浪乞讨人员救助管理办法．

精神疾病患者的肇事肇祸事件，常常会成为公众议论、媒体报道的焦点事件，引发国民舆论对社会治安问题的担忧（胡伟萍，何鸣，2011），向政府提出加强精神疾病患者治疗和管理的要求。例如，本书第 4 章提到的 2004 年北京发生精神分裂症患者持刀行凶的恶性案件，就引起了社会的广泛关注和全国知名精神科医师的联名上书。

5.3 政策源流：社区精神卫生服务的三次努力与行业共识形成

金登认为，"当社会问题开始被关注，一些人围绕问题提出解决方案或者建议，就汇集形成了政策源流""政策源流是政策建议或者政策备选方案产生、讨论、重新设计和受到重视的过程，这个过程大多是在专业人员共同体中发生的""在政策变革过程中，这些专业人员共同体在寻求外界对政策备选方案更多的支持、提出一些新的改革思想，以及确保政策在出台后顺利实施等方面，可以发挥重要作用"（金登，2017）。

重性精神疾病是精神卫生工作需要解决的根本问题，我国政府高层一直对重性精神疾病患者管理和治疗问题给予高度关注。政策源流一方面总结既往三次全国推行社区精神卫生服务经验和教训，另一方面学习借鉴国际经验，制定并出台精神卫生的工作规划和指导意见，作为 686 项目重要的政策方案基础。同时，通过大众宣传和专业人员培训，提升社会对精神卫生工作重要性的认识，凝聚精神卫生行业开展社区精神卫生服务的行业共识。

5.3.1 三次推动社区精神卫生服务的努力

（1）始于 20 世纪 50 年代末的第一次努力

1958 年我国召开全国精神疾病防治现场工作会议（全国第一次精神卫生工作会议），确定了解决精神疾病患者收容问题为主的防治管理、收容治疗工作原则，成立了由卫生、民政、公安部门组成的国家级精神卫生工作领导与协调组织。之后的几年，一大批医学生加入精神科医生队伍，世界上一些先进的精神医学理论、精神科药物、精神疾病防治方法在我国得到应用和发展，专业人员还创立了符合当时国情的"药物、劳动、文娱体育和教育"四结合的综合治疗模式。依托当时的医疗卫生体制，一些城市建立了以街道康复站为主的精神疾病防治网络，农村开展了以家庭病床为主的防治工作（严俊 等，2008；冉茂盛，张明园，1999；张明园，严和骏，1990）。

政府第一次推动精神卫生服务的行动，提升了全国精神科的医疗服务能力，一些地方医院的医疗服务向街道和农村延伸，初步解决了患者就地收容问题。但是，这些在街道和农村开展的工作，如果按照社区精神卫生服务的理念判断，还不能被称为社区精神卫生服务（于欣 等，2010）。由于 20 世纪 60 年代中期我国发生"文化大革命"，第一次下基层推行精神卫生服务的努力中断（冉茂盛，张明园，1999）。

1958 年那一次，主要是就地解决严重（精神）病人收容的问题。会议号召以后，各个地方开始新建，包括扩建精神病院，主要目的就是让病人能够就地得到收容治疗，跟社区完全没关系。企业也建精神病院，把企业自己的病人收容进去。精神病院在街道做一些门诊、随访的工作，关心病人是不是把药吃上了。这也只是在个别城市才有，大多数地方没有。（ET2）

20 世纪 50 年代我觉得都是以医疗机构为主开展的，没有到社区。我特别问到我们（医院）一些老护士长，他们说就是住院病人出院之后，会做家访。但是这个病人在家里情况怎么样，或者说是社区参与管理，都没有。（P01）

（2）20 世纪 80 年代后期的第二次努力

1978 年我国实行改革开放政策，精神卫生的政策企业家们开始了推进社区精神卫生服务的第二次努力。在 1986 年全国第二次精神卫生工作会议后，在服务形式、疾病诊断、治疗和康复方法、基础与临床科研、人力资源培训等方面，我国精神卫生迅速跟上国际发展。部分地区重性精神疾病的三级防治网络逐步完善，一些城市建立了康复站、工疗站、日托所等社区机构。精神卫生进入最快发展时期（陈希希，肖水源，2004；冉茂盛，张明园，1999；马世佩 等，1992；张明园，严和骏，1990）。

1986 年的会议开始要关心、关注社区，主要是慢性病人的社区康复。主要是两个方面的进展，一方面就是在社区开始开展康复服务，主要在一些大中城市；另一方面是民政和公安部门举办的精神病院得到比较大的发展。（ET2）

我认为归纳起来，从政策的角度看是没错的，方向是对的。但是问题是当时只有政策号召，而没有具体落实，这是最大的问题。第一只是卫生机构或者民政机构来做，缺乏权威性；第二并没有什么配套措施，没有经费，没有医疗保障。（社区服务）没有人员编制，没有列入体系，不能保证它的生存。（ET1）

20 世纪 90 年代初中国医疗卫生系统开始市场化改革，精神专科医院在强大的生存压力下，不得不放弃没有利润的社区患者随访和康复服务。街道、居委会举办的社区精神康复机构因财政支持减少、自负盈亏等原因，有的转型，有的停办，有的将原场地出租，多数地方社区精神卫生服务几乎全面瓦解，只有少数城市的街道还保留了部分康复机构，但由于从办事处或街道获得的经费有限，只有很少一部分患者能有机会获得服务（于欣，2012；严俊 等，2008；崔承英 等，2000）。分析此次推动社区精神卫生服务的努力未能成功的原因，一位精神卫生专家谈道：

> 　　两个原因，第一个原因跟经济社会发展，尤其是政府的重视程度有关。好多地方政府一方面是认识不够，另一方面就是地方本身缺乏这方面的财力来支撑。因为社区精神卫生服务一定是由政府推动的，主要来自财政的经费，很多地方没有这种财力，所以政府重视不够。第二个原因是能力不足。很多基层的精神病院，连日常的精神科诊疗都应付不下来，让它拓展社区服务，捉襟见肘，没这方面的能力。（ET2）

（3）由社会组织发起的第三次努力

尽管第二次努力因医疗卫生市场化改革遭遇挫折，精神卫生政策企业家们依然努力地寻找社区精神卫生服务出路。20 世纪 90 年代初，我国全面实施残疾人保护政策，精神残疾者被纳入其中。政策企业家们依托社会组织开始了第三次推动社区精神卫生服务的努力。中国著名精神科医师沈渔邨院士等多位精神卫生专家多方呼吁，大力推动，1991 年中国残疾人联合会主导部分地方残联开展了社会化的开放式综合性重性精神疾病康复工作。到 2005 年，该项工作服务重性精神残疾者达到 274 万人，覆盖 280 个市、459 个区县的 4.6 亿人口。2003 年开始，在国家彩票公益金支持下，中国残疾人联合会在部分区县实施"贫困精神疾病患者免费服药医疗救助项目"和"贫困精神疾病患者住院医疗救助项目"（严俊 等，2008）。2010 年项目覆盖 700 个区县，每年有 7 万名患者得到免费服药资助，有 3 万名贫困精神残疾者得到住院医疗资助。2011 年起又在全国 27 个省级行政单位开展项目，计划 5 年内为 10 万名贫困精神疾病患者连续 5 年提供门诊服药补贴，共为 10 万名贫困精神疾病患者提供住院医疗救助（中国残联，2012）。

20 世纪 90 年代中国残联组织实施的重性精神疾病康复工作，极大地弥补了市场经济冲击下医疗卫生系统社区精神卫生服务的欠缺。但是，虽然残联项目的发起部门包括了卫生部在内的多个部门，项目在具体实施之后还是出现了一些问题：

> 残联项目最大的贡献，一是起步早，把这方面的工作基础打起来了；二是基础打了，网络初具雏形；三是经费上（对卫生项目）做了很有力的补充。但是后来成规模的、成气候的、规范运作的，就是变成常规公共卫生项目的这种运作，还是卫生（部门）的这个。因为残联调动不了这么多（资源），是请卫生（部门）帮他们做技术支撑。（ET2）

> 残联以建康复站的方式开始做一些项目。他们的项目，主要是促进残疾人康复和促进残疾人就业、提供就业支持，落脚点不一样。残联越来越把注意力放在智力残疾病人身上，因为在管理上更容易。只在有些地方，比如说精神医疗机构专门派人做一些指导或者定期有医生去的地方，才会收一些精神病人。（P01）

这次努力同样也未能够获得突破使社区精神卫生服务的政策出台。分析原因主要有：①受制于全国整体上卫生服务体系中基层卫生机构不足、专业人员缺乏并且能力不足、各地精神卫生服务资源分布不均等因素制约，精神残疾康复服务只能在有精神专科医院的地方开展；②精神残疾康复工作由中国残联主导，尽管中央政府已经赋以残联部分管理责任，但是其为社会组织的基本属性无法改变，因而也无法通过实施精神残疾康复工作改变整体医疗卫生体系的建设和设置；③此项工作实施主体主要是区县一级的残联组织和精神专科医院，许多基层机构缺乏上级医院技术指导，开展工作动力不足。

在评价残联项目对推动社区精神卫生服务的作用时，一位曾任中国残联副主席的知名精神科专家在访谈中谈道：

> 残联把精神残疾列入残疾，作为残疾的一个种类，我认为这个是有功劳的。因为当时社会上因为精神病造成的残疾，没人管。残联做了一些初步的工作，当时工作同做 686 项目有点像，也是从调查开始，然后建册，并确定一些管制的措施。残联（项目）的问题是因为：第一，它（残联）不是政府的职能部门，行政力量很单薄。第二，这些机构（医院）不归残联管，而像病人治疗这些事，社区需要有医院作后盾。（ET1）

自 2004 年 686 项目实施以后，尽管残联项目与 686 项目针对的目标人群不同，但是这两个项目的工作内容相似，依靠的技术机构都是精神专科医院，在实施中两个项目在许多地区逐渐出现资源整合，优势互补。

> 从理论上说，残联项目只针对精神残疾病人，而卫生部门想要管的不单单是残疾病人，应该是有肇事肇祸倾向的重性精神病人全部要在社区管起来。服务对象的侧重有所不同，一个是侧重于已经残疾的，办好残疾证的；另一个是侧重于有肇事肇祸倾向的病人。但工作内容都差不多，都是社区康复、病人社区管理、免费服药、病情加重后提供帮助住院、提供一些住院补贴等等。（ET2）

> （现在）残联的免费发药（的项目）还在做，但是做法（与 686 项目）不太一样了。一方面毕竟资金有限；另一方面只覆盖精神残疾人，所以（支持的病人数）是限额的。比如说这个城市就有这么多钱，病人不能全覆盖，（项目）会选最需要的病人给一些住院或者门诊费用的补贴。现在很多地方（的残联项目）跟 686 项目整合在一起了，有的地方整合得比较好，就是残联把这部分款项放在卫生（部

门）那儿，他们在遴选患者享受这个补贴的时候，应该是跟卫生（部门）在一起（遴选）的。结合得不紧密的地方，还是残联自己在遴选患者来发放补贴。（P02）

以上三次推动社区精神卫生服务的努力，为686项目提供了宝贵的政策资源。概括说来，有如下几点：①在政策目标方面，初步形成了以治疗重性精神疾病为主的政策共识；②在政策内容方面，探讨了在社区开展患者登记、治疗和随访的服务内容；③在政策工具方面，尝试了上级机构与社区合作提供精神卫生服务的办法，特别是初步构建了相应的服务体系，包括积累了相关的人力资源，从而为政策目标的实现提供了组织保证和人员队伍支撑。具体来说，基本建立了全国以精神专科医院为主体的精神医疗服务系统，许多地区拥有一定数量的精神科病床和精神卫生专业技术人力资源。

5.3.2 新一轮的部门行动与专业响应

（1）精神卫生纳入公共卫生

1998年卫生部将精神卫生工作的管理职责从医政司移交到疾控司，标志着精神卫生在中国成为公共卫生工作的一个组成部分（马弘 等，2009）。精神卫生高层研讨会议结束后，疾控司组织专家开始起草国家精神卫生工作规划和精神卫生工作指导意见，按照公共卫生工作的疾病三级预防理念，围绕精神疾病的预防、治疗、康复提出了规划目标、管理内容和措施、实施的组织架构等要求。

（2）卫生部专家"智囊团"形成和技术管理机构建立

第一，卫生部专家"智囊团"的形成。在筹备精神卫生高层研讨会和之后组织制定精神卫生工作规划与指导意见的过程中，以精神科医师为主的专家"智囊团"逐渐形成，一些资深心理学者也参与其中。"智囊团"

的核心成员全程参与了 686 项目设计立项，成为卫生部开展工作的技术咨询参谋。

第二，技术管理机构的建立。2002 年卫生部批准中国疾病预防控制中心成立精神卫生中心，承担精神疾病预防控制任务（北京大学第六医院，2017）。

（3）社区精神卫生服务的行业共识形成

第一，促进精神专科医院管理层形成共识。对地方精神医疗机构负责人和行业领导人的持续开发，行业共识的达成，形成了政策方案进入操作实践层面的有力支持性环境。中国疾控中心精神卫生中心邀请全国 20 多家当地知名的精神专科医院院长建立中心"执委会"，每年召开会议，就如何落实国家精神卫生工作规划等议题展开讨论，逐步形成专业共识。一位国家精神卫生项目办负责人谈道：

> 2002 年中国疾控中心精神卫生中心成立时，成立了执委会。执委会（成员）来自省级比较大的医院，正院长才能参加，并不介意这个院长是不是有精神科背景，但一定是一把手来参加。每一次疾控中心（精神卫生中心）开会时，都会开执委会会议，给大家讲一些政策。所以在 686 项目启动时，（尽管）大家不知道这是个什么事，但在启动试点工作的时候，积极报名的这些人几乎全是执委会成员。所以，我觉得提前布置，在最后推进的时候起了很好的作用。执委会成员一开始只有 18 个，后来变成 20 多个，地方有实力、有号召力的大医院院长几乎全部都进来了。成立执委会的目的，就是让大家一定要配合政府做工作，我觉得这一点执委会真的也是功不可没。（P02）

第二，通过专业培训促进行业共识并提升技术能力。精神卫生高层研讨会、全国工作会议的举办和《工作规划》《指导意见》等国家精神卫生政策的出台，极大激发了我国精神卫生学界人员和精神卫生行业组织的热情，进而举办大量专业人员培训活动，促进了更广泛开展社区精神卫生服务共识达成，提升了专业人员技术能力。一是将国家文件精神和技术要求在精神卫生行业组织内传达；二是与国家专业学术团体合作，邀请国外知名精神科专家专题讲座，引进并推广国际先进的精神科治疗观念及治疗模式；三是组织精神科医师和卫生行政部门管理人员赴澳大利亚、我国香港等地参加社区精神卫生考察和培训，学习借鉴社区精神卫生服务相对成熟的国家和地区经验。

（4）社会倡导

第一，每年组织精神卫生宣传活动。2000 年起，卫生部每年在"世界精神卫生日"之前确定当年的中国精神卫生宣传主题，发文件要求各地组织开展宣传教育活动，唤起社会关注精神卫生和精神疾病。

第二，举办重点人群健康教育活动。2000 年以后，以儿童青少年、重性精神疾病患者为重点，卫生部疾控司组织各地举办了大量健康教育活动，促进社会对儿童精神疾病和心理行为问题的重视，帮助重性精神疾病患者建立良好医患关系和家属支持，促进患者回归社会。

5.4 机会窗口开启：《工作规划》和《指导意见》出台及 686 项目设立

问题源流中存在缺乏治疗和管理的重性精神疾病患者对社会安全的损害，政治源流中政府高层解决重性精神疾病问题的决心，政策源流中三次推动社区精神卫生服务的努力积累的政策资源和学习国际经验、精神卫生行业广泛宣传教育与培训，凝聚了社会、决策者、行业对出台针对重性精神疾病患者管理治疗的必要政策共识，政策窗口终于开启，议程设置时机成熟。在政策源流中，行业内总结了既往三次社区精神卫生服务实践的经验并学习借鉴国际经验，在 2002 年、2004 年分别出台精神卫生《工作规划》和《指导意见》。《工作规划》和《指导意见》提出开展社区精神卫生服务的目标和要求，成为 2004 年设立试点项目（686 项目）的政策基础，使 686 项目完成议程设置。2003 年我国遭受 SARS 突袭及 2004 年发生的重性精神疾病患者肇事肇祸恶性案件促进了 686 项目立项。

5.4.1 精神卫生的《工作规划》和《指导意见》出台

20 世纪 90 年代末，我国重性精神疾病的问题突出问题是"三低一高"（即低就诊率、低治疗率、低管理率和高致残率），大量患者得不到及时有效的治疗康复，精神卫生问题成为与发展过程相伴而生的日趋严重的社会问题（薄绍晔，1999）。2001 年卫生部等 4 部门召开全国第三次精神卫生工作会议，提出"大力发展社区精神卫生服务、把预防和康复的中心放到社区"，向社会释放出中央政府解决重性精神疾病问题的决心，对地方政府提出了工作要求。

重性精神疾病问题的严重性，中央政府对解决重性精神疾病患者管理和治疗问题的决心，加上基于既往全国性三次社区精神卫生服务实践的经验总结以及对国际经验的学习借鉴，促进了政策窗口开启。2002 年卫生部等 4 部门颁布了《工作规划》；之后，2004 年在《工作规划》基础上，卫生部等 7 个部门制定了《指导意见》。《工作规划》和《指导意见》确定了改善重点精神疾病医疗与康复服务，遏止疾病负担上升、减少致残的目标（卫生部 等，2004、2002a），提出以重性精神疾病为重点开展社区精神卫生服务的要求。但是，中央和多数地方政府的财政部门并没有为工作规划与指导意见的执行提供实施经费。

尽管缺乏财政资金支持，卫生部仍筹集社会资金多次举办《工作规划》与《指导意见》的宣传和系列培训活动，政府管理部门人员、学术界专家、专业机构领导和行业从业人员对精神卫生工作重要意义的认识达成一致，开展社区精神卫生服务的理念取得了基本共识，打下了开展社区精神卫生服务的基本技术人力基础。

5.4.2 中央转移支付地方重性精神疾病管理治疗项目（686项目）设立

2004年，我国决定加强全国公共卫生服务能力，开始酝酿建立和实施中央转移支付地方试点项目。经过众多专家一年的考察和调研，2004年12月中央转移支付地方重性精神疾病管理治疗项目（686项目）通过立项审核（马弘 等，2011）。686项目重点针对重性精神疾病治疗中的"三低一高"问题，项目目标为：通过在社区提供服务，改善重性精神疾病治疗和管理的可行性与可及性，提高患者就诊率、治疗率和管理率，维护社会稳定。

重性精神疾病对社会安全和稳定的损害，政府高层解决重性精神疾病问题的决心，《工作规划》与《指导意见》提出的开展社区精神卫生服务的目标和要求，促进了686项目成功立项。此外，精神卫生行业中已达成的社区精神卫生服务共识和已具备的技术人力准备，也成为686项目成功立项的有力支撑条件。

大家意见还是很统一的，（要）针对最迫切的需要。因为钱是有限的，我们那个时候也知道，如果需要全国统一——刀切地做一个项目，要求大家基本上都有基本的能力来做这个事，很"高大上"的东西的话，没法做。（我国）几乎从最顶级的精神病医院，到最基层的精神病医院，都能做的事基本上是诊断治疗重性精神病，用抗精神病药物。第二个要找准政府关心的痛点，就是精神病人可能的肇事肇祸行为。在1%的重性精神病患病率里，全世界的研究基本上都差不多，

有 10% 左右的重性精神病人有发生肇事肇祸行为的可能性，可能有暴力攻击行为。（ET2）

686 项目的立项，标志着社区精神卫生政策完成了议程设置过程，将进入政策制定与实施过程。

5.4.3 促进政策议程设置的标志性事件

（1）2003 年我国遭受 SARS 突袭

2004 年卫生部和财政部酝酿设立中央转移支付地方公共卫生项目时，《工作规划》在 2002 年已经提出了开展社区精神卫生服务的政策方案，同时自 2000 年以来全国连续开展精神卫生技术培训，专业人员已达成了社区精神卫生服务的行业共识，精神卫生领域已经具备了"整装待发"的专业人员队伍。得益于相对成熟的政策方案和人力资源准备，精神卫生抓住了国家设立公共卫生项目这一难得的发展机遇。

（2）2004 年发生重性精神疾病患者肇事肇祸恶性案件

问题源流中出现的相关风险事件，在卫生系统相应地对事件进行积极的专业响应下，风险事件也可以成为推动政策源流前进的"支持性环境"。在 686 项目论证期间，2004 年 8 月北京发生精神分裂者患者持刀行凶恶性案件，在很大程度上助推了 686 项目成功立项。

5.5 精神卫生政策企业家和政策共同体作用

金登认为，政策之窗是政策建议的倡导者提出其最得意的解决办法的机会，或者是他们促使其特殊问题受到关注的机会；政策企业家会发挥作用促使原先分离的问题、政策、政治源流相结合，要么促使政策建议与政治契机相结合，要么使解决办法与问题相结合，要么使政治事件与政策问题相结合；在政策源流的推动中，如果有一个熟练的政策企业家，则可以大大提高某一项目被提上议程的机会（金登，2017）。在本书研究中，作者也观察到存在精神卫生政策企业家和精神卫生政策共同体，他们个人分散在精神医疗机构、精神康复机构、卫生等行政部门、精神疾病防治机构、精神卫生学术团体和行业组织、高校、制药企业、媒体中，是社区精神卫生政策演进的重要推动力量。在中国社区精神卫生政策演进过程中，精神卫生政策企业家和政策共同体发挥的重要作用，不仅体现在议程设置过程，在政策制定和政策执行过程中他们的作用也不可或缺。为叙述方便，本章一并论述。

5.5.1 精神卫生政策企业家和政策共同体的特征

金登将政策企业家定义为"在推动备选方案进入决策者考虑范围的过程中，那些不惜投入个人的时间、声誉、精力，去宣传自身的价值观或谋求个人利益与回报，抑或影响公共政策形态的政策倡议者"；将政策共同体定义为"一个由共同关注某一特定领域中问题的人员所组成的网络"（金登，2017）。他认为政策企业家与政策共同体的成员两者很难截然分开，有的可能既是政策企业家，又是政策共同体中的一员。

精神卫生的政策企业家和政策共同体成员具有以下特征。

首先，关注患者的社会处境。由于精神医学服务对象的特殊性，精神科医生除了治病，会更多地关注患者的生活状况和社会处境，希望促进改善患者的生活状况和社会处境。

> 精神医学一直到现在为止都缺少客观的实验室指标，多数是通过临床了解病人（病情）来下诊断，所以会非常强调会面，跟病人的互动是比较深的。从精神病人本身的境遇来讲，大部分比较差，这个也

比较容易激发精神科医生的同情心。而且精神病人的治疗，包括病耻感问题跟他的家庭支持、社会支持，跟他的社会保障，包括保险、社会福利、再就业，这些东西都有关系，不是光吃了药就解决问题了。所以必然地，精神科医生会比较关注病人的状况。（LD1）

其次，出于医者的职业道德。在访谈中，当问及参与社区精神卫生服务的动机（情结）时，被访谈者给出了多种理由。所有被访谈者都表示是出自医生的责任、良心、职业道德：

> 医生除了临床责任，还有社会责任。临床责任就是把一个一个病人治好，社会责任就希望这一群病人，或者这一类病人都能有好的结局。医生既要有个体的观念，也要有群体的观念。其实医生最想的是帮助病人，病人好了，觉得比较有成就感，这就是情结。（P01）

> 一个医生有自己的良心，有自己的职业道德。要是说动力，就是精神病人应该享受从头到尾的一个体系化的医疗，不能把他当成废人去对待，因为他们有这个权利。我们做这些工作，也是为了给他们尊严，给他们权利。远点说，真是给社会经济上节省了很多，给家庭减少了很多痛苦和麻烦，给病人也减少了痛苦，给整个社会稳定也减少了很多负担。（LD4）

> 一方面是一种医学职业良心。感觉虽然不像精神科医生那样能够直接救这些病人，但是（我们）做的事的意义比医生的意义大得多。可以动员很多的社会力量，通过有效的制度安排，使病人和他们的家庭得到救治、得到救助，使整个社会能够享有一种和谐和关爱，应该是这样一种出发点。另一方面是上级的要求，也有很多社会有识之士的呼吁，要求政府采取切实的办法来做。然后686项目又给我们设计了一个比较好的框架，通过这样的办法能够有效地做下去。所以这样

的多种因素，促成我们可以很好地完成这个项目，并且把它扩大，然后把它上升到一个制度的安排和政策的设计。跟社会的要求、政府的要求、群众的希望和个人的职业良心，或者说是履职的责任感，是相关的。（LD3）

一位从事司法精神病鉴定的精神科专家谈道：

就是职业的良心。我每次接触那些案子的时候，感受是非常非常强烈的，很多的问题，稍稍地管理一下就不至于这样。（ET3）

再次，期望改变服务现状。 一些被访谈者谈了想通过努力去改变精神卫生服务现状的愿望：

各地参差不齐的水平，特别是有些对病人的态度，还没有达到基本的人文关怀或者伦理要求，这个是我们觉得应该要改变的，我们希望改变。被关锁的病人，是和牛关在一起的。我们觉得要做到一个文明社会、文明人的话，提供最起码的服务给到这些（病）人，能够传递给这些（病）人，实在是非常有必要。（LD1）

医生拼死了，一生也不过帮几百个病人。然而一个政策能够帮几百万个病人，我认为这个是一个非常大的事。（ET1）

当时热衷于这个事，主要是觉得我们的病人不能够分段管理。我们看到的情况就是一次一次见到同样的病人，其实这个对于医生来说是很悲剧的一件事情。（PO1）

第一，因为我接受了一些国际化的培训，觉得这个应该是国际精神卫生发展的趋势，去机构化、基于社区的服务、回归医学主流。国内要做这个事情，又号召到我了，那我当然就投入其中，我觉得这是一个需要。第二，我觉得686项目是一个比较人文化的服务，有利于精神病人，他们有权利得到服务，那个时候很多病人由于路远等原因，没有得到治疗。所以做这样一个项目，可以真正使我们的病人得益，使我们的社会得益。第三，这些病人长期被关在医院里，真的不太人道，剥夺了病人正当的权利，所以如果能够做好社区化的服务，不仅是得到治疗，而且能够得到一个有尊严的在社区的治疗。第四，我觉得通过这样一个项目，也有利于提高我国精神卫生整体的水平，要有事情、有项目做抓手，来提高精神卫生服务的水平，有利于我国精神卫生事业的发展。（P03）

我本来就喜欢这个工作，要不就不会做精神科医生了。后来到卫生部锻炼了两年，又学了公共卫生，觉得让政策改变可以给更多人带来福利。在申请（686 项目）经费过程中，我去看了发达国家社区卫生服务，深感中国这块儿非常差，想改变这个现状的想法非常强烈。（P02）

最后，对精神卫生立法提供支持。一名被访谈者谈道，参与社区精神卫生工作的初衷，就是为了在精神卫生立法中设置社区精神卫生服务的法律规定：

我其实主要是从参与精神卫生立法开始的。因为我本身是搞司法鉴定的，开始在复习国内外的一些文献资料，看到人家基本上都是走的（社区精神卫生服务）这样一个方向，就是从大型专科精神病院为主的服务，逐步转向社区服务。那个时候还没想这么多，就是觉得这是一个方向，而且立法里面必须要有这个内容，诊疗有一章，康复要有一章，保障要有一章，要有这些东西。但是后来想，这些个条款规定了以后，怎样去落实？然后才开始真正去琢磨这个事。如果说要解决病人长期住院的问题，首先一个就是这些病人出去以后，要有地方去。所以这时社区精神卫生服务，是必须要有的。如果不作为一个立法的规定动作，则病人就没地方接，解决病人人权保障的问题就没有支撑了。如果法律规定要做社区精神卫生服务这样一些事，单靠一时的推动肯定也不行，要能够长期、可持续地运营下去。所以想到，要跟政策、保障这些结合起来。(ET2)

精神卫生的政策企业家，有精神科专家（如核心专家组成员，686项目办专家，高校法学、公卫专家），行政管理官员（如卫生部精卫处官员），热衷于精神卫生的媒体记者等，就职于精神医疗机构、精神康复机构、卫生等行政部门、精神疾病防治机构、精神卫生学术团体和行业组织、高校、制药企业和媒体等。精神卫生政策共同体成员来源于更为广泛的精神医疗机构、行业组织、社会组织、制药企业等利益集团和媒体。

从本书第4章的论述中可以发现：在686项目试点的酝酿阶段，精神卫生政策企业家团队和政策共同体成员参与界定精神卫生根本问题，推动并参与制定《工作规划》和《指导意见》，参与政府精神卫生工作倡导和社会宣传等活动，推动设立686项目。在686项目试点先行和由点到面阶段，他们参与社区精神卫生政策方案提出、测试和修正，推动重性精神疾病管理和治疗的部门规范出台。在部门规范到法律阶段，他们参与重性精神疾病管理和治疗部门规范的推广，促进部门规范与我国新医改政策和资金结合，精神卫生立法基础成熟、可行性增强，最终使社区精神卫生政策内容写入《精神卫生法》之中。

中国精神卫生政策企业家和政策共同体的组成和活动方式见表5.3。

表 5.3 精神卫生政策企业家和政策共同体的组成和活动方式

类别		举例	活动方式
政策企业家	精神卫生专家	核心专家组成员，686项目办专家，高校法学院、公共卫生学院专家	界定问题、推动议程设置、拟定备选方案、执行方案、影响决策关键人员

续表

类别		举例	活动方式
政策企业家	行政管理官员	卫生部官员	界定问题、议程设置、拟定备选方案、促进方案执行
	热衷于精神卫生的媒体记者	健康报记者	界定问题、推动议程设置、影响决策关键人员
政策共同体	专业机构与专业人员	各级精神专科医院、综合医院精神科及其人员	界定问题、推动议程设置、执行方案、影响决策关键人员
	行业组织	中华医学会精神病学分会、中国医师协会精神科医师分会、中国医院协会精神病医院分会	界定问题、推动议程设置、拟定备选方案、影响决策关键人员
	社会组织	中国残联	界定问题、推动议程设置、影响决策关键人员
	利益集团	制药企业	推动议程设置、影响决策关键人员
	媒体与公共舆论	官方媒体、自媒体	推动议程设置

5.5.2 精神卫生政策企业家和政策共同体的贡献

精神卫生政策企业家和政策共同体是促成政策建议"一步步"得到发展完善、社区精神卫生政策与我国新医改政策措施、精神医疗机构建设和人才培养资金"恰巧""刚好"发生交汇的关键人群。

中国社区精神卫生政策演进过程中，在686项目酝酿阶段、试点先行和由点到面阶段、部门规范到法律阶段，使得686项目完成议程设置，政策方案"一步步"地从计划建议到在686项目试点施行，从686项目内容发展成为部门规范，以及从部门规范到写进法律条文，尤其是部门规范实施能够"恰巧"借助国家新医改的措施得以快速推行的，是政府精神卫生服务体系和机构建设资金投入、人员培训投入"刚好"强化了政策施行的基础。精神卫生的政策企业家和政策共同体成员是逐步改进完善政策方案、积极寻求并推动支持性环境建立、促进政策建立的关键人群。

因为上海有过经验，我认为如果大家好好做的话，能做好，能够有成绩。我真的没想到，后来大家还是心那么齐。可能大家在理念上多少一直在听到这个宣传，特别是在改革开放以后，一直到90年代初，来中国的外国专家都会讲社区精神卫生服务。而且（各地方）都知道这个项目很重要，所以在做试点的时候，各地真的是抽调了骨干力量来做，都做得很认真。而且他们发现，确实一做就会有效果，我认为这也是很重要的。加上当时核心团队在抓督导方面很得力。（项目）是一定要检查，而且这个检查一定不能走过场，检查应该能够指导人家，感到你来检查了以后，他确实能得到帮助，不是感到负担。（ET1）

我是这个专业背景，再加上给了我这样一个平台，所以我就有想法，来让成都市的心理卫生救援，能够有序地去开展。从时间上来看，我们的指令下去，工作在基层就得到了执行。（LD2）

在精神卫生的政策企业家中，核心成员主要来自核心专家组。核心专家组由各地精神医疗机构的精神科医师组成。本书访谈对象的ET1、ET2、ET3、PO1、PO2、PO3、LD1为核心专家组成员。

当时我们有一个团队，所有人都觉得希望这个工作得到法律保证，也制定了规划，也有国务院指导意见，但是实际上落实起来并没有钱。当时实在是太想钱了，不能说"见钱眼开"，但是就是特别迫切地想得到这个经费。2004年投资加强公共卫生体系建设时，觉得这是我们所需要的最关键的一步（经费）到了，所以我们非常积极地、主动地，很有兴趣地参加这项工作。（PO2）

一个是由于兴趣，另一个是由于责任感，就觉得要做点什么。而且我觉得这个团体还是非常好的，人数虽然不是很多，但是大家比较志同道合，理念比较一致，所以我觉得这个事情可以做。"打工队"①起到了关键的作用，"打工队"成员的相互互动非常活跃。(LD1)

"打工队"起到了最核心的作用，而且是起到了顶层设计的作用，这个真的应该要记下一笔。因为如果没有这一群人的话，没有这一群人张罗这个事的话，尽管以后可能还是早晚会有人去张罗这个事，但是可能就要晚很多年。……我们那个时候基本上是自愿的、奉献的那种精神。精神卫生长期以来比较被动，而且比较自卑，就怕别人不注意你，所以那个时候政府一开始想要做这个事，这些人就非常积极，就想冲到前面去，让政府注意到。(ET2)

如果没有这个"打工队"，好多政策、规定的起草，可能不会那么专业，也不会那么顺畅。因为在这个"打工队"里面大家都很有热情，想要做一些事情，想为整个中国的精神卫生事业做出一些应有的贡献。"打工队"的成员都各有自己专业的特长，在全国都是很有影响力的，所以就会从不同的角度，完善相关的一些政策内容，起到很大作用。(ET3)

"打工队"的配置，现在想想也是比较精妙绝伦的，所有精神科的亚专科都有一个代表在里边，几乎一门都不缺。这些人不约而同地，全都有海外培训的背景，都是见过世面的。这个队伍成员是志同道合的，视野都比较宽阔，有改变中国精神卫生服务的强烈动机，有能力，有奉献精神。(PO2)

"打工队"引进国际先进理念，设计方案。这个方案是我们"打工队"设计出来的，我们一步一步摸索出来的，后面的督导、评估、培训这些，包括建信息系统，都是我们"打工队"弄出来的。(PO3)

---

① 见本书第 82 页注释。

我觉得也是个学习过程，其实大家（对）很多的理念、概念，都是相对不太熟悉，老实说当时都不太知道，或者说这个项目应该怎么做，或者做成什么样子，大家脑子里没有特别成熟的一些观念，所以也是边看边学。大家不断地在讨论、争执，或者说是在碰撞，我觉得有很多的灵感也在这个当中出现。所以，我觉得这个"打工队"效率挺高的，有很多的产出。各种磨合、讨论、争执的过程应该说还是比较良性的气氛。大家都有一种使命感，还有当时想的东西都差不多，就觉得这个事是好事，应该做，应该推行。而且也觉得精神卫生到这么一个节骨眼上，确实是一个很难得到的机遇，因为过去也没重视，这是第一次从国家层面来重视精神卫生，觉得一定要做出来、做好。所以当时也有荣誉感在里头。（P01）

"打工队"有功。向来说"路线对了，干部是决定一切的因素"嘛！我认为做了两件事。第一件事就是，我们确定了共同的沟通内容，因为精神卫生要解决的问题太多了。第二件事就是办了好几次班，这些班是把地方上的骨干，包括行政人员也包括地方专家层面（召集）。培训在很大程度上是统一思想，统一表达方式，然后再统一采取措施。（ET1）

经历了社区精神卫生政策过程的686项目酝酿阶段、试点先行和由点到面阶段、部门规范到法律阶段，核心专家组成了专业机构与政府部门之间沟通的纽带和桥梁。

"打工队"起到了政府助手的作用，是政府得力的助手。因为在开始的时候，没有疾控局精神卫生处，"打工队"就是跟慢病处主管精神卫生的同志一起工作，等于是人力扩大了几倍，而且全是做精神卫生工作。"打工队"跟政府当时的合作，可以用天衣无缝来说，而且都是积极主动、无私奉献的。（P02）

> 我觉得这几任疾控的领导，对于精神卫生问题真的是高度重视的，以这个为己任，因此"打工队"干起来也比较有劲。如果可有可无，这个事情就不行了。后来成立精神卫生处，"打工队"的工作方向就更加明确了。（LD1）

精神卫生政策企业家中，领头人的工作经历、专业学识、人格魅力，也是团队具有凝聚力的关键因素：

> 还有一个特别重要的，当时第二次精神卫生工作会的秘书处的负责人张 ×× 老师，是一个非常重要的承前启后（的人），他自己当时在残联做副主席，残联工作也非常熟悉，卫生部门工作也非常熟悉，这两大部门的业务都非常熟悉，又有很好的国际背景。（PO2）

> 我觉得张老师起的作用非常大，队长作用很关键。（ET2）

在推动社区精神卫生政策演进过程中，政策企业家们并非只是付出，在心理上和社会知名度上也获得了回馈：

> 通过这个项目我个人也得益了，要不做这个项目，哪有机会看到我们国家那么多的地方，不同层级的医院、不同系统不同机构医院的现况是什么样子的。当然这不是开始的初衷，但这是客观获得的，能够对全国的精神卫生状况有比较好的了解。后面包括怎么设计培训，为什么要做这些项目，也是因为看到了地方的情况以后，才会去针对性地设计。（PO3）

> 也是想有一个抛头露面的机会，能够为国家打工，这个还是挺光荣的一个事。（ET2）

总结上述，精神卫生政策企业家及其团队具有以下特质：成员的专业能力得到同行认可，具有国际视野和学习能力；团队领头人得到大家的信任；团队有较强的行业号召力，成员之间建立了良性互动关系；团队对发展国家精神卫生事业有责任意识并且具有行动能力，与政府部门建立了良好的合作关系；政策企业家本人能够在心理上获得一定满足，赢得一定的社会知名度。

5.6 社区精神卫生政策议程设置的总体回顾

本章采用多源流政策过程框架，分析和论述了我国社区精神卫生政策的问题源流、政治源流、政策源流的流动特征，三源流的汇聚促使政策窗口开启，社区精神卫生政策的议程得以设置。与此同时，本章还阐述了精神卫生政策企业家和政策共同体在此过程中发挥的作用与特征。主要结论如下。

第一，分析精神卫生的问题源流发现，与其他的精神疾病相比，重性精神疾病的患病率（1.47%）并非最高，但因其汇集了健康问题、伦理问题、经济问题、社会问题、安全问题、人权问题等多重问题，带来的影响不容小觑，使其成为精神卫生的根本问题。所以，对重性精神疾病的治疗和管理，已经不仅仅是一个重要的公共卫生问题，而且具有强烈的民生维护、患者人权保护、社会劳动生产力维持、公共安全和社会稳定保障等社会属性。从医学角度看，重性精神疾病的病程长，容易反复发作，患者致残率高。从社会劳动生产力角度看，患者与人沟通、交往等社会功能缺损，日常生活能力、劳动能力衰退。从民生角度看，患者及其家庭的因病致贫、因病返贫情况相当严重，贫困问题突出。从公民权益角度看，由于社会和公众对重性精神疾病依然存在大量的偏见和误解，对精神疾病患者难以像对待躯体疾病患者一样，精神疾病患者很难平等参与社会生产和生活，甚至有的还被关锁和禁锢。

第二，分析精神卫生的政治源流发现，解决好重性精神疾病问题，不仅仅是一项医疗工作或者公共卫生工作，还具有突出的保障社会公共安全、改善民生、维护患者权益、维持社会劳动生产力等社会功能，公共政策有效回应这一问题，逐渐成为有关政府的共识。推动政治共识形成的多元力量包括：①持续的人大、政协的议案/提案对解决问题的呼吁；②社会舆论；③国内有影响的社会人士的呼吁；④国际组织致信国家领导人。发展社区精神卫生服务，在与精神疾病患者最为贴近的基层卫生机构和社区为患者提供服务，成为主导解决重性精神疾病问题的不二之选。在促进社区精神卫生政策的政治源流中，政府对解决重性精神疾病问题的推动、两会代表/委员对解决重性精神疾病问题的持续呼吁主导了政治源流的方向，国民舆论对精神疾病患者肇事肇祸事件的担忧成为政治源流前进的助推器。

第三，分析社区精神卫生的政策源流发现，政策源流涉及了两个方面：一方面是对 20 世纪 50 年代、80 年代和 90 年代初开展的三次涉及范围较广、覆盖人口较多的社区精神卫生服务的经验与教训的总结，另一方面是对国际经验的学习借鉴。这两个方面构成了之后出台的《工作规划》和《指导意见》，以及 686 项目的政策方案的知识基础。同时，1998 年精神卫生纳入公共卫生范畴，政府对精神卫生工作重视程度提升，激发了精神卫生行业人员的工作热情。大量的宣传和系列培训活动，使政府管理部门人员、学术界专家、专业机构领导和行业从业人员对精神卫生工作重要意义的认识达成一致，开展社区精神卫生服务的理念取得了基本共识。

第四，政治源流中政府高层解决重性精神卫生问题的决心，问题源流中存在缺乏治疗和管理的重性精神疾病患者对社会安全的损害，政策源流总结既往三次社区精神卫生服务的实践积累并学习借鉴国际经验，开启了政策议程设置的机会窗口，促进在 2002 年、2004 年分别出台《工作规划》

和《指导意见》。而《工作规划》与《指导意见》提出的开展社区精神卫生服务目标和要求，又促进在 2004 年设立 686 项目。2003 年中国遭受 SARS 突袭、2004 年发生的重性精神病患者肇事肇祸恶性案件，成为 686 项目议程设置的标志性事件。

第五，精神卫生政策企业家和政策共同体是中国社区精神卫生政策演进中的关键角色。在社区精神卫生政策从 686 项目到部门规范再到法律的过程中，将精神卫生工作聚焦到问题源流的重性精神疾病问题，促使政治源流关注到重性精神疾病患者的疾病和社会处境，总结政策源流既往的实践积累和学习借鉴国际经验，完成政策议程设置。在社区精神卫生政策的酝酿阶段、试点先行和由点到面阶段、部门规范到法律阶段，推动设立 686 项目，并在项目执行中参与政策方案提出、测试和修正，促进部门规范与国家新医改政策和资金结合，都体现了精神卫生的政策企业家们和政策共同体成员对发展中国精神卫生的热爱、责任与担当。

第6章

政策试点中的政策制定
与新医改支持保障下的政策执行

本章分析了社区精神卫生的政策制定过程（包括方案的规划、方案的合法化）和政策执行过程。在政策制定过程中，重点论述了在项目试点机制下，作为政策工具的方案实施组织系统的构建，分析了不同地区在实施686项目方案的试点中，如何根据本地区的资源情况，修正了原政策方案，构建了适应本地区具体情况的不同服务体系。在政策执行过程中，主要呈现了我国新医改对社区精神卫生服务的支持和资金投入，以及对部门规范执行范围迅速扩大的保障作用，从而最终促进精神卫生立法基础不断完备的过程。

2004年中国社区精神卫生政策完成了议程设置，设立686项目试点，进入了试点中的政策制定与政策执行过程。686项目要求全国30个省级行政单位设立60个示范区，这在政策理论上即是政策试点。政策试点是中国在社会治理实践中创新性地创立的特有的政策测试与创新机制（张勇杰，2017；张克，2015；周望，2013），是指将局部性的经验探索或者试验性改革吸收进国家政策制定的过程中，为最终出台规范的法律文件提供依据，并进一步将典型经验推广到其他地区（张勇杰，2017）。经过试点，政策方案不断调适与修正，更加合理化和可操作化，政策工具也得到完善，从而为宏观政策的制定提供依据。本章将讨论政策试点机制下政策的制定和在新医改支持保障下的政策执行。在本书中，政策制定是指政策问题提上议事日程后分析研究并提出解决方案的过程（政策／方案规划），以及法定主体为使政策方案获得合法地位而依照法定权限和程序所实施的一系列审查、通过、批准、签署和颁布政策的行为过程（方案合法化）（豪利特，拉米什，2006；陈振明，2003）。政策执行是在政策制定完成之后，将政策所规定的内容变为现实的过程，表示从计划到实践的转化（豪利特，拉米什，2006；陈振明，2003）。

社区精神卫生服务目标是在社区推行精神卫生服务，管理和治疗重性精神疾病患者，简言之，就是将精神医疗机构开展的一些技术和服务内容，下沉到基层卫生机构或者社区组织去开展。组织社区精神卫生服务是一场明显需要依靠专业医疗技术才能实现的社会运动，实现服务目标和实施服务内容，需要架构服务的组织系统，具体组织机构和人员去落实。否则，再好的政策目标和政策内容，失去政策工具的支撑，也会如空中楼阁一般缺乏根基无法落地。本书所指的政策工具不仅是指达成政策目标的手段或方法，同时还包括达成政策目标所需的组织系统。

《精神卫生法》中有关社区精神卫生服务的条款规定和《工作规范》是我国社区精神卫生政策的重要政策产出。按照《中华人民共和国立法法》规定，中国国家政策分为法律、行政法规、部门规章等层级。全国人大及其常委会批准的法律为最高级，其次为国务院批准的行政法规，再次为国务院各部委、各省级人民政府批准的部门规章。《精神卫生法》由全国人大常委会批准颁布属于最高一级的法律，卫生部批准的《工作规范》和《社区服务规范》属于部门规章。

6.1 政策制定：项目方案的提出、测试与合法化

6.1.1 方案规划：686 项目方案的提出、测试与修正

（1）政策目标的设立

1993 年全国精神疾病流行病学抽样调查发现，中国重性精神疾病（不含神经症）患病率达到 1.347%（王金荣 等，1998），患者存在就诊率、治疗率、管理率"三低"和致残率高的严重问题，并伴生日趋严重的社会问题（薄绍晔，1999）。同时，2002 年的《工作规划》和 2004 年的《指导意见》，对解决重性精神疾病"三低一高"问题已明确了发展社区精神卫生服务的方向与路径（卫生部 等，2004、2002a）。

经过众多专家一年的考察和调研，重性精神疾病管理治疗项目（686 项目）通过立项审核（马弘 等，2011）。686 项目重点针对重性精神疾病"三低一高"问题，将社区精神卫生的政策目标设立为：通过在社区提供服务，改善重性精神疾病治疗和管理的可行性与可及性，提高患者就诊率、治疗率和管理率，维护社会稳定。

确立了政策目标后，完善政策方案还需要完成以下两项工作。

第一，围绕实现政策目标，确立政策内容并使之具备可操作性。

第二，围绕实现政策目标，构建政策工具包括架构政策执行的服务系统，并完善其可及性和可操作性，以将服务扩大到更广泛的范围。

这两项工作是在项目试点过程中逐渐完成的。下面将分别论述政策试点过程对政策制定在政策内容和政策工具设置两方面的贡献。

（2）政策内容的细化和政策工具的设置

社区精神卫生的政策内容，包含了精神医疗机构、社区机构为重性精神疾病患者提供治疗、康复服务的技术内容以及工作管理要求。在项目试点过程的不同阶段，社区精神卫生政策的内容表述不尽相同，总体上经历了内容逐渐丰富和细化、操作性逐渐提高的过程。

首先，在政策内容的丰富和细化方面，主要有以下几点。

第一，686项目核心内容的细化：①优先为有肇事肇祸倾向并且贫困的重性精神疾病患者提供服务；②为其中贫困重性精神疾病患者提供基本药物（每人每年700元）和住院治疗（每年一次，每次1500元）。[①]

表6.1列举了686项目立项和实施前后的政策内容表述。可以发现，随着686项目试点实施，政策内容从项目试点前的宏观倡导和泛泛要求，到项目试点后的细化、具体，可操作性提升。

表6.1　686项目立项和试点实施前后的政策内容变化

时间	社区精神卫生政策内容	来源
686项目试点前（1998—2004年）	在社区建患者档案，设立家庭病床，定期随访开展护理和康复工作，使患者在社区维持合理治疗和康复，提高参与社会生活的能力。	《中国精神卫生工作规划（2002—2010年）》，2002年发布
	提供治疗与康复。摸底患者被关锁情况，从治疗、看护、资助等方面制定解锁方案，开展监护治疗、定期随访，提高患者的社会适应能力，帮助使其回归社会。	《关于进一步加强精神卫生工作的指导意见》，2004年发布

---

① 项目初期，每名患者每年700元门诊基本药物或每次1500元住院治疗费，可满足免费的基本治疗。后期，因物价上涨等原因，该费用作为治疗补助费用。

续表

时间	社区精神卫生政策内容	来源
686 项目 试点后 （2004— 2009 年）	借鉴发达国家社区精神卫生服务经验，建立医院社区一体化的服务模式。包括以下内容。 　　1. 在社区发现患者； 　　2. 由精神专科医生到社区进行诊断复核，制定治疗方案； 　　3. 在社区建立随访管理档案； 　　4. 在专科医生指导下，由经过培训的社区精防医生进行随访； 　　5. 对在社区有危害风险的患者，提供应急处置； 　　6. 对部分贫困患者，提供药物治疗或者住院治疗。	重性精神疾病管理治疗项目计划书，2004 年制定

第二，686 项目实施流程的细化。①入网。医院出院的患者和在社区发现的患者，若愿意加入社区 686 项目服务网络，经过患者自愿申请、社区出具证明、各示范区 686 项目办公室审核，可以办理入网手续。②制定治疗方案。患者加入社区 686 服务网络后，由精神专科医生进行诊断复核，制定治疗方案。③随访。在社区建立随访管理档案，在精神专科医生的指导下，由经过培训的社区精防医生进行患者随访。社区精防医生基本由社区全科医生转岗或兼职担任。

其次，在提升可操作性方面，主要表现为设置了诸多的政策工具，主要有以下几点。

第一，技术支撑，建立 686 项目电子化信息管理手段。2005 年建立了"重性精神疾病信息管理系统"，覆盖 60 个项目示范区县，系统的技术支持和管理委托上海市精神卫生中心承担。这个信息系统的使用，使开展 686 项目的精神医疗机构拓展了公共卫生理念，学习了公共卫生管理方法和数据收集、录入和质量控制的方法。

第二，组织体系建设。一是 2006 年卫生部疾控局设立精神卫生处和精神卫生项目办公室，并建立了精神医疗机构间上级医院与下级医院的协作通道，包括建立了各省级精神专科医院的"官方"交流平台，大大推进了开展社区精神卫生服务的广泛行业动员进程。二是组织与构建了精神卫生的服务体系和服务网络。

由于这一体系和网络的构建厥功至伟，下面辟专节论述。

（3）精神卫生的服务体系和服务网络的组织构建

在政策试点的政策测试与创新机制下，构建政策工具最为重要的内容是构建服务体系和服务网络。基于当时精神卫生服务系统的既有组织和服务网络"千疮百孔"的现实，首要的任务是以实现政策目标为中心，围绕施行政策内容去组织与构建服务体系和服务网络。这是政策目标得以实现的组织保证，也是社区精神卫生政策成功实现"由试点到全面普及"转化的关键。

在政策工具的构建中应该解决如何架构服务的组织系统、如何将服务扩大到更多更广泛的人群等问题。

> 那个时候（2000 年左右）最大的一个问题，是我们国家当时非常庞大的重性精神病人群体，处于"零散分割"的管理状态。"零散分割"就是大多数地方都是患者的家人或者照料者认为有需求，送病人到医院住院，病人康复出院后，就直接推向社会，从住院（医院）到社会的中间有一个非常大的空白区。这个空白区造成了很多患者的长期随访，或者疾病的长期管理，没有系统的措施，特别是缺少专业的管理措施，造成非常多的问题。（P01）

> 那时主要还是资源不足，不单单是人力资源，还包括机构、床位这些资源都不足。主要矛盾还侧重在重性精神病，因为那个时候连重性精神病的诊疗服务都不能够完全满足。因为资源有限，保障也有

限，就只能把有限的资源和保障集中在最迫切需要解决的人群与问题上，就是针对重性精神病人加强以社区为基础的管理。（ET2）

治疗率要提高，第一个是可及性问题，涉及地域范围，（服务）要怎么填平、补齐，要建机构。（机构）太远了，治疗服务的可及性就不好。第二个问题，就是能够付得起（费用）的治疗。（P03）

①存在"空白区"的全国精神卫生服务体系。

我国精神卫生服务体系中的服务性机构和管理性机构，按照科层管理制度设置/设立。体系的服务性机构为精神专科医院和综合医院精神科，具有国家、省、地市、区县四个层级，并且在社区有社区/乡镇卫生机构、社区康复/看护机构（可视为第五个层级）参与服务，由此全国精神卫生服务体系具有五个层级。体系的管理性机构有中央—省—地市—区县的四级卫生行政部门，以及相应服务于同级卫生行政部门的技术管理性机构——精神疾病防治机构，故我国精神卫生服务的管理体系为四个层级。

但是，由于我国精神卫生服务资源存在显著地区差异，上述各个层级的服务性机构并非全部具备，服务性机构与管理性机构在某些省级和地市级和多数区县级行政单位中并未一一对应。全国的精神卫生服务系统资源在一些地市、多数区县存在着"机构的空白区"。2006 年调查显示，相对于中国各个行政区的单位数量，精神卫生专业机构在省和地市的层级上数量尚可，在区县层级上的数量差距巨大（见表 6.2）。有的省和自治区，如山西、江西、江苏、安徽、福建、四川、云南、陕西、甘肃等没有省级精神卫生专业机构；有 37 个地市没有一家地市级和区县级或者以下级别的精神医疗机构；西藏全域范围内无精神科医疗服务，青海全省只有 1 所精神专科医院（郭岩 等，2008）。

表 6.2　中国 2006 年政府举办的各层级精神卫生专业机构数量

机构类别	省级及以上	地市级	区县级	区县级以下
精神专科医院	38	286	220	19
综合医院精神科	39	110	53	72
机构合计 *	77	396	273	91

* 资料来源：郭岩，张立，严俊．（2008）．全国精神卫生专业机构资源配置研究报告．精神卫生政策研究报告汇编（卫生部疾病预防控制局编），北京，人民卫生出版社．

②政策试点中的项目管理系统和服务系统构建。

政策试点给予了精神卫生政策企业家们在"千疮百孔"的精神卫生服务系统基础上，探索构建社区精神卫生服务提供组织架构的机会。

（地方）都知道这个项目很重要，所以在做试点的时候，各地真的是抽调了骨干力量来做，都做得很认真。那个时候，很多医院还是贴了钱的，只 686 万做不起来。因为（项目）有领导小组，领导小组是地方政府建的，这个架构很好。（项目）等于是地方政府在做，地方政府都希望自己能搞好一点，也牵涉到政府形象。政府直接抓的，同不是政府直接抓的还是不一样。（ET1）

686 项目试点之初（试点先行时期）建立国家—省—示范区县—社区的四级项目技术管理与服务系统和国家—省—示范区县三级项目行政管理系统。

2005 年 686 项目开始正式试点，进入政策试点先行时期。项目授权由省级 1 家管理性机构（省卫生厅局）或服务性机构（省级或地市级精神专科医院）作为项目管理机构，选择 1 个城区和 1 个县作为示范区县，由区县级卫生部门承担项目执行任务。

这一时期项目的基本组织形式为：国家项目办公室—省（地市）精神

专科医院—示范区县项目办—社区卫生服务中心／乡镇卫生院的四级项目技术管理与服务系统，以及卫生部—省卫生厅—示范区县卫生局的三级项目行政管理系统。

由于各地精神卫生服务资源的状况不同，项目创造了极为丰富的服务组织形式（见图 6.1），有 4 条精神专科医院主导下的社区精神卫生服务路径，即 a3—b2—c1，a3—b3，a4—c1，a5；3 条疾控机构主导下的社区精神卫生服务路径，即 a1—b1—c1，a2—b2—c1，a2—b3。项目基本建立了社区精神卫生服务网络，特别是一些原来没有开展社区服务的区县，以提供社区精神卫生服务为主体，建立了社区／农村卫生服务网络。

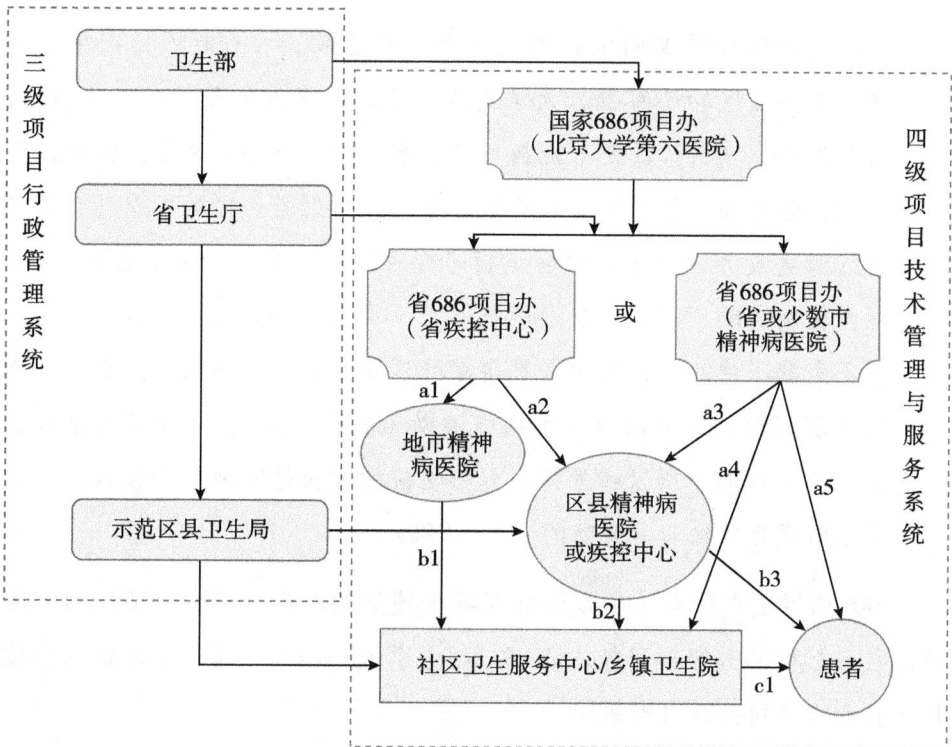

图 6.1 686 项目试点初期的国家—省—示范区县—社区架构下的
项目管理和服务系统路径

要结网的话，要有一个基点一个出发点。我国在第一次、第二次精神卫生工作会议以后，建了很多精神专科医院，这些专科医院在建网过程中是基点或是出发点，起了很大的作用。还有就是不同层级的专科医院之间，从市级到区级建立一个指导关系、服务关系的过程。在专科医院比较多的省市，（医院）有一定布局，网就比较好建。但是也有一些省市，专科医院很薄弱、很少，因为精神科自己没有网点，只能依赖疾控中心去铺网。但这当中其实还是有一点点问题的，就是疾控中心偏重于管理，专业的治疗力量很薄弱。虽然有专科医院联合提供指导，但是因为是两家单位、两个系统，所以客观上这些地方专科指导都比较弱。（P03）

建网络最重要的依托单位还是专科医院，在686项目实施过程中，专科医院功不可没，大家比较抱团，很多人最开始时有些困惑，有些疑惑，觉得社区是不是搞好了，很多病人就不住院了。但是，随着国家各方面的体系和政策逐渐地完善，特别是医保的广覆盖，很多病人过去没办法住院，或者负担不起住院的，有了大量的住院需求。逐渐医院也就不再有很强烈的担心，不再担心686项目做好了，病人是不是就不住院了，反倒是觉得跟社区保持密切的关系，很多病人如果出现问题，或者出现一些病情波动（就会就诊），医院病人来源仍然是有保障的。所以我觉得，专科医院的积极性和他们的投入，真的是686项目成功非常关键的一点。（P01）

686项目试点后期（由点到面时期）建立的国家—省—示范地市—项目区县—社区的五级项目技术管理与服务系统和国家—省—示范地市—项目区县四级项目行政管理系统。

2008年686项目试点进入由点到面发展时期。根据2006年全国精神卫生服务资源专题调查结果：全国精神卫生专业机构和专业人员主要分布在地市级及以上机构，区县级服务资源较为缺乏。2008年3月，卫生部办公厅下发文件，上调686项目管理层级：示范区从区县级上调为地市级，原来的示范区县改为项目区县，并授权示范区可以自行增加项目区县数量（卫生部办公厅，2008）。

由此，686项目试点后期的组织架构形式调整为：国家项目办公室—省级项目办公室—示范地市精神专科医院（项目办公室）—项目区县—社区卫生服务中心/乡镇卫生院的五级项目技术管理与服务系统，以及卫生部—省卫生厅—示范地市卫生局—项目区县卫生局的四级项目行政管理系统（见图6.2）。

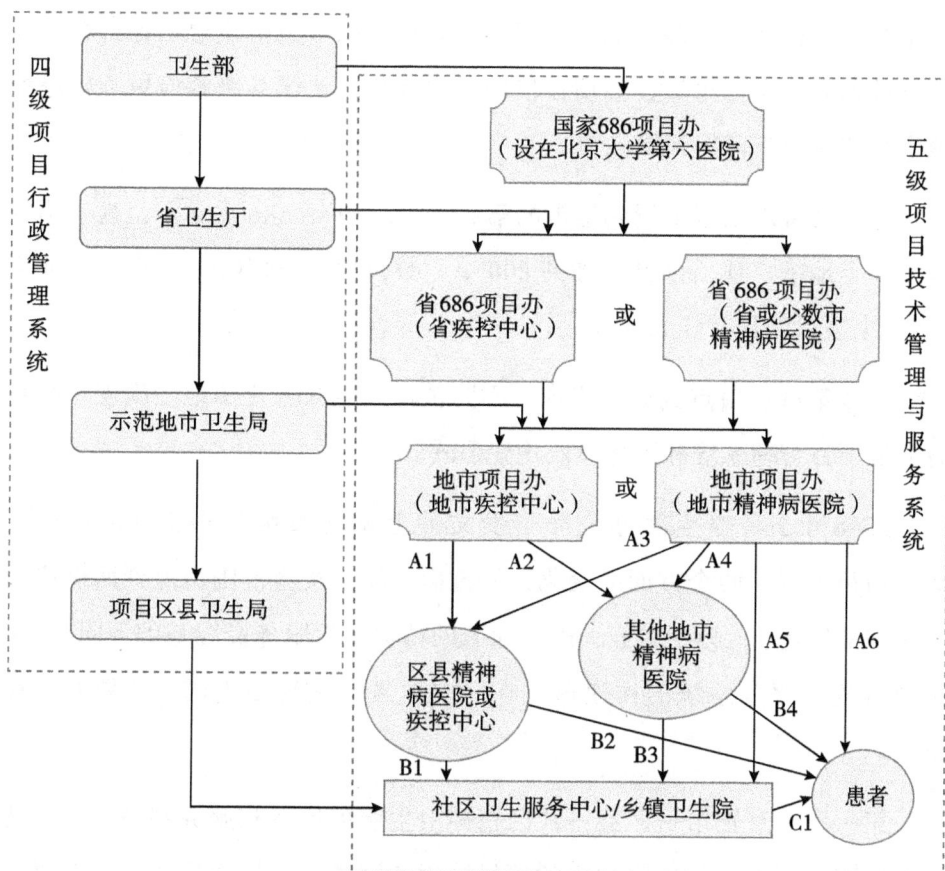

图6.2 686项目试点后期的国家—省—示范地市—项目区县—社区架构下的
项目管理和服务系统路径图

在五级项目技术管理与服务架构和四级项目行政管理架构下，精神卫生服务网络呈现出更加丰富的形态，精神专科医院主导下的社区精神卫生服务路径增加到6条，即A3—B1—C1，A3—B2，A4—B3—C1，A4—B4，A5—C1，A6；疾控机构主导下的社区精神卫生服务路径增加为4条，即A1—B1—C1，A1—B2，A2—B3—C1，A2—B4。

精神卫生服务的四级行政管理形式，因为同我国卫生行政管理体系的管理层级相一致，改变很快收到效果，政策试点由点到面迅速推广。

主要原因是：第一，调整后的服务组织架构方式赋予了地市级政府自主组织社区精神卫生服务的主动权，使有扩大服务范围意愿的地市级政府得到鼓励和支持；第二，使项目借助了财政能力比区县级政府更为雄厚的地市级政府的支持得到发展。

在项目管理层级上调到地市的第2年，2009年686项目示范地市增加到113个地市，项目区县增加到200个，数量较2008年的54个示范地市和61个项目区县有较大增长。

③政策试点由点到面推广中，不同精神卫生服务资源地区出现了特色各异的项目管理系统和服务系统构建形式。

2008年3月卫生部办公厅下发文件上调地市级为686项目管理层级，项目出现了两个方面的变化：一方面，项目实施范围由点到面迅速扩大（如前所述）；另一方面，因各地区的精神卫生服务资源基础不同，686项目管理和服务系统的构建形式在一些地区也呈现出不同。主要有3种形式。

第一种，直辖市—区县—社区精神卫生服务体系和服务网络。这是精神卫生服务资源较为丰富地区的项目管理和服务系统构建形式。以上海市为例。

上海市在 20 世纪 50 年代已经建立了市精神医疗机构，并获得了较好的发展，从 60 年代开始上海在区县建立精神疾病防治站。自 70 年代末改革开放后到 80 年代区县防治站陆续转变为区县精神专科医院，同时在街道、乡镇建立了工疗站等重性精神疾病患者社区康复设施。20 世纪 90 年代初受医疗市场化影响，社区康复机构几近崩溃，所剩无几。21 世纪后随着国家重视精神卫生以及当地政府部门的努力，上海市社区精神卫生服务重新获得发展并迅速提升能力，是我国开展社区精神卫生服务的带头地区。686 项目开始之初，上海市依托原先早已建立的市精神卫生中心和各个区县精神专科医院，很快建立了精神专科医院主导下的市—区县—社区精神卫生服务体系。

> 上海比较好。上海 686 项目刚开始做的时候就说我不管（项目要求）做多少（区县），我就是在全市都要做。（P02）

上海市属于精神卫生服务资源比较丰富的地区，经过长期建设的积累，每个区县都建有精神专科医院，在各级行政区域内没有精神专科机构"空白区"，成为上海市构建起市—区县—社区精神卫生服务体系和服务网络的机构基础。上海市组织社区精神卫生服务的方式，遵循了中国传统上公共卫生服务体系的普遍构建原则，即政策工具的构建以各层级拥有完善的机构为前提条件。

第二种，由地市级机构或其他区县机构为精神卫生资源"空白区"的区县提供服务的精神卫生服务体系和服务网络。这是存在区县精神医疗机构"空白区"的地市，在地市级卫生行政部门协调下，由地市级机构或者其他区县机构为精神卫生资源"空白区"的区县提供服务的项目管理和服务系统构建形式。以成都市为例。

成都市是 2004 年首批 686 项目区县所在地市。2008 年成都市按照卫生部要求，将项目管理权限从区县级上升到地市级，随即将全市 20 个区县全部纳入 686 项目，建立了覆盖全市的市—区县—社区/乡镇三级社区精神卫生服务网络，在全市开展社区精神卫生服务。在市卫生局协调下，A 县的精神专科医院，可以与相邻的 B 县，甚至 C 县的卫生局签订服务协议，提供社区精神卫生服务。在本研究访谈中，时任成都市卫生局疾病预防控制处处长（LD3）谈道：

> 成都市级有一个精神病院，不是每一个区县都有精神病院。所以，我们就采取了精神卫生划区分段负责制，在管理上要求每一个区县依托疾控中心设立精神卫生管理科室，两条腿走路，一条从行政管理上，另一条从专业指导上，结合在一起。采取了片区负责制以后，区县精神病院不只负责它所在的区县，还要负责两到三个其他区县，专科医生就来自这些对口负责的医院。全市当时有 19 个区县，加上高新区共 20 个，当时共有公立精神专科医院 12 所。市精神病院服务 4~5 个区县，一般区县精神病院服务 2~3 个区县，这样基本上在专业机构、专业指导上做到了全覆盖。一方面，市里进行统筹安排，作为目标任务要求，给予相对比较充足的经费保障。另一方面，分片负责的精神病院和相关区县负责精神卫生管理的机构签订工作协议，有工作指标的要求。当然这种协议的约束力比较弱，主要就是形式上有一种约束。精神病院的主要任务是指导这些区县病人的管理治疗，特别是基层卫生院和社区卫生服务中心人员的培训，对病人的随访观察、工作质量控制和技术指导。

> （开始实行划区分段负责制时）实际是一种无奈，因为一时半会儿没办法把这些精神病院都建起来，毕竟不是每个区县自己举办的机构，所以其任务量、指令性、刚性没有那么强。也有的精神病院不听从当地卫生局安排，需要市一级来协调，精神病院指导不到位或者当地医务人员不太理会专科医生的建议，这些现象也时有发生。在这过

程中，也有一些区县合作得不是很好，因为当时主要是行政分配，没考虑到区县之间本身亲近的程度、当地群众就医的一些习惯等等。后来，每一个精神病院负责的区县，又有小的调整。经过不断磨合，所有的区县精神病院都得到了发展壮大。没有精神病院的区县知道哪些病人需要指导，或者病人要送哪个医院，程序都很明确。特别是后来在686项目的基础上，成都又搞了一个阳光救助工程（医保报一部分，残疾人保障金补助一部分，最后财政兜底，不要病人出一分钱），更加明确流程和职责要求，配套的经费更多。

应该说这是在资源短缺情况下整合、重新分配和有效利用资源的一种方式。大家都本着把这项工作做好的原则，有精神病院的区县，基于承担其他区县任务是上级的信任、对自身的发展也有一定好处的认识，大部分精神病院很乐意去做这个事。到现在这套体系都还在运作，还在发挥作用，2009年以后基本上就固化下来了，到2018年运行了10年。我们发现，乡镇对病人的筛查和评估、发现的能力提高了，发现病人后，救治的流程、渠道和经费都有了保证，所以整个精神病人肇事肇祸的现象大幅度减少，应该说整个精神病人家庭的负担和对社会造成的不良影响得到大幅度的遏制、减少。总之，这套体系现在运行得非常成功。随着医疗机构自身的发展壮大，病人的需求也得到了满足，医务人员的配置也得到了提升，反过来又有力地推动了当地精神疾病防治工作，形成了一个比较良性的循环。

第三种，构建网格化服务的精神卫生服务体系和服务网络。存在区县精神医疗机构"空白区"的地市，在地市级卫生行政部门协调下，统筹政府和社会的精神卫生服务资源，构建网格化的项目管理和服务系统。以哈尔滨市为例。

哈尔滨市于2008年加入686项目后，采取精神专科医院主导下网格管理方式，构建社区精神卫生服务体系和服务网络，推行"1名精神科医生对接2个城市社区卫生服务中心""1个医院病区对口1~2个农村县"的模式，建立医院与社区/乡镇的工作联系。哈尔滨市还创新性地建立了社区患者治疗服务质量督查制度，这一制度后来被许多地方借鉴。

> 哈尔滨市包括113个社区、7个县，都建立了社区精神卫生服务机构，现在已经成为一个非常完整的网络，政府考核，每年社区精神卫生做不好都要扣分。精神卫生防治办公室有接近20个人，每个人专管多少个社区卫生服务中心，113个社区、7个县划成网格管理。精防员对区域中的数字掌握得非常明确，谁有什么情况，都由精防员来协调，比如说今天有几个病人需要看一下，精防员会跟医生说。谁管这个区域的医生，必须一个月下去一趟，因为工资和奖金的考核都在这里面。至少现在全市有4个精神病院参与了这个工作，1个是民营的，另外3个是政府办的。病人随时在我们的网络之中，我们能了解到病人的情况，对整个社会、对整个城市来说，这是最好的一件大事。我们医院后来和患者建立了那么多联系，医院整个生存发展得到了长足的进步，而这个进步又使服务网络和工作受益。当时我们医院里的病人住得并不满，自从做了这个工作以后，再也没有空过床。（LD4）

上述第二种、第三种项目管理和服务系统架构方式，其项目管理和服务系统的组织架构形式更加灵活多样，精神医疗机构服务范围也超出了原先的行政管辖区域。机构的缺失以服务功能做补充的、灵活的社区服务组织形式，打破了组织社区服务须先建机构的固有思维模式，使存在区县级精神医疗机构"空白区"的地市，也有可能快速建立社区服务系统。

灵活的服务组织机制，吸引了一些非政府举办的精神医疗机构（主要由企业、社会组织或者个人举办）以政府购买公共卫生服务的方式，参与当地的社区精神卫生服务网络中，使短缺的精神卫生服务资源获得了充分利用。某县精神专科机构的空白，不再等于该县社区精神卫生服务和社区网络的空白。

> 后来国家也放开了，有些民营医院由政府购买服务，比如说河北省的高碑店市都是向私营医院来购买服务。虽然这个服务可能不是特别好，但是有比没有强。（地方）购买各种服务，或者自己发展，或者返聘退休人员。我觉得大家是"八仙过海，各显其能"了。（P02）

由此，社区精神卫生服务的试点政策方案，适应了中国各地市千差万别的实际现况，日渐成熟、成形。2008 年卫生部以 686 项目建立的政策目标、内容和服务组织形式为基础，组织专家起草了《工作规范》提交卫生部批准。同期，卫生部基层卫生司也起草了《社区服务规范》报请卫生部批准。

6.1.2 方案合法化：卫生部出台部门规范

2009 年，卫生部以部门规章形式分别颁布《工作规范》《社区服务规范》，社区精神卫生的政策方案完成合法化程序，成为国家卫生工作制度，686 项目内容升格为重性精神疾病管理治疗工作。

在政策目标上，《工作规范》和《社区服务规范》依然沿用了 686 项目的政策方案目标：通过在社区提供服务，改善重性精神疾病治疗和管理的可行性与可及性，提高患者就诊率、治疗率和管理率，维护社会稳定。

在政策内容上，《工作规范》确定了重性精神疾病患者从社区发现、专科医师确诊，到患者自愿登记、治疗和社区康复管理的从医院到社区全程服务流程，并建立了年度报告等工作制度。主要包括以下方面。

①对患者发现、精神专科诊断与诊断复核、患者报告和登记的程序进

行了具体化。

②将患者管理分为基础管理和个案管理。患者基础管理：按危险性开展分类干预，处置危重情况。患者个案管理：依照每一名患者的情况制定、实施个案管理计划。

③明确了社区／乡镇管理中的药物治疗原则。

④确定了应急医疗处置原则。

⑤建立了年度报告、统计分析、档案管理等工作制度。

为保持《工作规范》与《社区服务规范》对社区工作要求的一致性，《工作规范》分解686项目对社区患者的管理内容为"基础管理""个案管理"两个部分，要求所有的基层卫生机构只执行"基础管理"，对686项目区县则要求有能力的基层卫生机构增加"个案管理"内容。患者"基础管理"的内容、程序和责任单位在《工作规范》与《社区服务规范》中完全一致。

在政策工具上，《工作规范》明确了建立国家—省—地市—区县—社区的五级项目技术管理与服务系统和国家—省—地市—区县的四级项目行政管理系统。同时，明确了精神医疗机构"空白区"的区县和地市，可以购买其他地区的精神医疗机构或者社会举办的精神医疗机构的服务。各级卫生行政部门授权1所精神医疗机构、综合医院精神科或疾病预防控制机构，建立精神疾病防治机构承担社区精神卫生的技术指导和管理责任。

2004—2009年，通过686项目的政策试点，新一轮社区精神卫生政策完成了政策制定过程，围绕解决精神卫生根本问题——重性精神疾病患者的管理和治疗问题，在686项目试点实践中，确立了重性精神疾病管理治疗的政策目标、内容和工具构建。社区精神卫生的政策方案可及性和可操作性不断提升，最终经卫生部批准颁布成为部门规范，从而进入政策执行过程。

值得强调的是，政策试点具有特有的动力机制。在这一机制下，行政系统和专业系统都怀有建功立业的驱动力，它表现为政府方面会为试点提供支持性环境，以及试点实施系统方面怀着创造性激情，对外部环境的支持做出专业性的积极反应。政策并不是要等到颁布以后才开始组织实施，而是先将政策方案在选择的试点开始执行，经过试点的实践探索，政策方案通过不断地修正得到完善，进而颁布成为部门规范在全国推行。同时，在政策试点中，社区精神卫生政策从政策方案设立到部门规范出台，一直得到了一些外部环境的支援与配合。

6.2 新医改对社区精神卫生服务政策的推进与部门规范到法律的跨越

国家新医改政策的出台使社区精神卫生政策跃上新台阶。

中国社区精神卫生政策的发展支撑存在明显的两条轨迹。一是以 686 项目为中心的政策试点、政策制定至部门规范的确立（2004 年 12 月—2009 年 10 月），二是国家新医改政策的出台（2009 年 4 月）。前者是社区精神卫生政策自身的发展，后者则是宏观医疗卫生政策的强力推进，而新医改政策的出台使社区精神卫生政策跃上新台阶。这主要根源于通过新医改建立的均等化的基本公共卫生服务项目，重性精神疾病患者的社区服务和管理得到了制度与资金保障。

国家新医改政策是社区精神卫生政策的上位政策，该政策的一个突出取向是促使行政资源、财政资源、人力资源和信息资源等资源流向均等化的基本公共卫生服务，而重性精神疾病患者的社区服务和管理被纳入均等化的基本公共卫生服务项目之中，由此得到了政策发展的强劲驱动力。

新医改政策的出台使社区精神卫生政策跃上新台阶，大大提高了政策工具的完善程度和充足性，其主要表现是：①国家出资开展社区患者管理服务；②启动全国精神医疗机构建设；③启动全国精神卫生专业人才培养项目；④升级全国重性精神疾病信息管理系统功能。下面对新医改后政府投入的加大，以及社区精神卫生政策由此跃上新台阶的主要表现进行讨论。

6.2.1 政府投入加大

2009 年 4 月，中共中央、国务院颁布了《深化医药卫生体制改革的意见》（新医改），新医改投入资金的绝对数量和占 GDP 的比例均上升。

据统计，2008—2014 年的 7 年间，全国卫生总费用占 GDP 的比例从 2008 年的 4.59% 增长到 2014 年的 5.55%（见表 6.3）；政府卫生支出占卫生总费用的比例从 2008 年的 24.73% 增加到 2014 年的 29.96%，2011 年最高，达到 30.66%；政府 2009—2014 年的卫生支出合计达到 46569.95 亿元人民币（见表 6.4）（张毓辉 等，2016）。2015 年政府卫生支出为 12475.28 亿元人民币，占卫生总费用的 30.45%（郭锋 等，2017）。

表 6.3　2008—2014 年中国卫生总费用（Total Health Expenditure，THE）

年份	THE（亿元）		THE 占 GDP 比重（%）	人均 THE（元）	
	人民币	美元		人民币	美元
2008	14535.40	2092.90	4.59	1094.52	157.60
2009	17541.92	2567.99	5.08	1314.26	192.40
2010	19980.39	2951.53	4.89	1490.06	220.11
2011	24345.91	3769.42	5.03	1806.95	279.77
2012	28119.00	4454.49	5.26	2076.67	328.98
2013	31668.95	5113.50	5.39	2327.37	375.79
2014	35312.40	5748.58	5.55	2581.66	420.27

来源：张毓辉，万泉，王秀峰 .（2016）. 2009—2014 年中国卫生总费用分析 . 中国卫生经济，35（3），5-8.

表 6.4　2008—2014 年中国卫生总费用构成

年份	THE（亿元）	政府卫生支出		社会卫生支出		个人卫生支出	
		金额（亿元）	占 THE 比重（%）	金额（亿元）	占 THE 比重（%）	金额（亿元）	占 THE 比重（%）
2008	14535.40	3593.94	24.73	5065.60	34.85	5875.86	40.42
2009	17541.92	4816.26	27.46	6154.49	35.08	6571.16	37.46
2010	19980.39	5732.49	28.69	7196.61	36.02	7051.29	35.29
2011	24345.91	7464.18	30.66	8416.45	34.57	8465.28	34.77
2012	28119.00	8431.98	29.99	10030.70	35.67	9656.32	34.34
2013	31668.95	9545.81	30.14	11393.79	35.98	10729.34	33.88
2014	35312.40	10579.23	29.96	13437.75	38.05	11295.41	31.99

来源：张毓辉，万泉，王秀峰 .（2016）. 2009—2014 年中国卫生总费用分析 . 中国卫生经济，35（3），5-8.

在新医改的大量资金支持下，我国城镇职工基本医疗保险保障职工就医的能力增强，加上覆盖农村人口的新型农村合作医疗制度、覆盖城市非就业人口的城镇居民基本医疗保险的人群数量迅速增加，一定程度地保障了城乡居民看病就医的需求。

表 6.5、表 6.6 显示，全国城镇职工基本医疗保险参保率、城镇居民基本医疗保险参保率、农村居民新农合参保率分别从 2010 年的 17.70%、14.56%、96%，上升到 2013 年的 20.18%、21.77%、98.70%，2010—2013 年财政对城镇居民基本医保、农村居民新农合的补贴，从每人每年人民币 120 元增加到 280 元（胡鞍钢 等，2015）。到 2015 年，全国基本医疗保险覆盖总人口比例达 97.80%，其中，城镇职工医保占 21.17%，城镇居民医保占 27.74%，新农合占 48.91%；城镇职工基本医保实际报销比例为 72.80%，城乡居民医保报销比例约为 55%；其中，贫困人口加上医疗救助和健康扶贫资金支持，实际报销比例能达到 90%（傅卫，2017）。

表 6.5　2010—2013 年基本医疗保险制度实施进展

指标		2010 年	2011 年	2012 年	2013 年
城镇职工基本 医疗保险	参保人数	23735	25227	26486	27443
	参保率 *	17.70%	18.72%	19.56%	20.18%
城镇居民基本 医疗保险	参保人数	19528	22116	27156	29629
	参保率 *	14.56%	16.41%	20.06%	21.77%
农村居民新农合参保率		96.00%	97.50%	98.30%	98.70%

来源：胡鞍钢，杨竺松，鄢一龙 .（2015）."十三五"时期我国社会保障的趋势与任务 . 中共中央党校学报，19（1），85-90.

* 原资料数据来源：《人力资源和社会保障事业发展统计公报》（2011 年度和 2012 年度）. 其中 2010—2012 年城镇职工、城镇居民基本医疗保险参保率，分别为参保人数除以全国总人口数（胡鞍钢 等，2015）。

表 6.6 2010—2014 年新农合、城镇居民基本医保
和基本公卫服务经费财政支持标准变化

指标	2010 年	2011 年	2012 年	2013 年	2014 年	增长指数 （2010 年 =100）
新农合财政补助标准 （元 / 每年）	120（b）	200（c）	240（a）	280（a）	—	233
城镇居民基本医疗保险财 政补助标准（元 / 每年）	120（b）	200（c）	240（a）	280（a）	320（d）	267
人均基本公共卫生 服务经费标准（元 / 每年）	15（e）	25（e）	25（a）	30（a）	35（f）	233

来源：胡鞍钢，杨竺松，鄢一龙 .（2015）."十三五"时期我国社会保障的趋势与任
务 . 中共中央党校学报，19（1），85-90.

原资料数据来源：a 数据来自《2013 年国务院政府工作报告》。b 数据来自新京报：《新
农合和城镇居民医保财政补助标准提高到 200 元》。c 数据来自中新网：《2012 年新农合
财政补助标准提至每人每年 240 元》，东方网转载新华网：《2012 年人均城镇居民医疗
保险补助标准提高到 240 元》。d 数据来自中国网：《2014 年我国城镇居民医保财政补
助升至人均 320 元》。e 数据来自人民网：《卫生部：人年均基本公共卫生服务经费标准
由 15 元提高至 25 元》。f 数据来自中国质量网：《2014 年人均基本公共卫生服务经费补
助标准提高至 35 元》（胡鞍钢 等，2015）。

国家新医改投入资金，支持在全国开展均等化的基本公共卫生服务项
目，其中包括对在社区居住的重性精神疾病患者进行管理（傅卫，2017）。

2009 年国家启动基本公共卫生服务项目，向全国 13.8 亿城乡居民免
费提供，所需经费由财政专项安排。表 6.6 显示，2009 年基本公共卫生
服务经费为人均 15 元，至 2014 年增长到人均 35 元（胡鞍钢 等，2015）。
2016 年基本公共卫生服务经费达到人均 45 元，服务项目包含内容从 2009
年最早的 9 类扩展到 12 类，重性精神疾病患者社区管理在 2009 年即被纳
入其中（傅卫，2017）。

6.2.2 社区精神卫生政策跃上新台阶

重性精神疾病的问题是公共卫生问题和社会问题，根本的解决办法需

要依靠医疗手段和治疗资金的保障。患者一旦得病，往往需要终身服药，获得家庭或者社会的长期照顾。尽管政府高层有决心，民众也有呼吁，但是在国家经济发展水平低、政府卫生投入不足的情况下，开展社区精神卫生服务治疗和管理重性精神疾病患者，因缺乏保障而不可行。本书第2章、第5章已回顾了20世纪50年代末和80年代，我国政府先后发起两次推行社区精神卫生服务的实践，以及20世纪90年代初由社会组织发起的推行社区精神卫生服务的努力，均未能使全国性社区精神卫生政策成功出台的原因，除了政治运动因素、医疗市场化冲击以外，与当时国家经济基础薄弱、城乡居民医疗保障覆盖面小和保障水平低下不无关系。

2009年我国新医改意见出台后，重性精神疾病患者的治疗保障问题，通过新医改中得到加强的城乡居民基本医疗保障制度和贫困患者医疗救助制度，逐步获得了保障；重性精神疾病患者的社区服务和管理问题，通过新医改建立的均等化的基本公共卫生服务项目，得到了制度保障。新医改政策的实施和政府大量资金投入等措施，大大提高了政策工具的充足性，助力重性精神疾病管理治疗的部门规范——社区精神卫生政策执行能力的提升，促使社区精神卫生的立法条件日趋成熟。

总之，新医改政策提供的一系列保障性举措，大大提高了社区精神卫生政策目标的实现能力，政策实施出现了可喜的新气象。

（1）国家出资支持社区患者管理服务开展

按照2009—2011年医改近期重点实施方案（国务院，2009），2009年起国家提供基本公共卫生项目经费，支持全国社区卫生服务中心和乡镇卫生院（基层卫生机构），按照《社区服务规范》开展基本公共卫生服务（卫生部，2009a，2009b）。

"明确国家基本公共卫生服务项目，逐步增加服务内容"成为我国新医改"四梁八柱"中"全面加强公共卫生服务体系建设"的支撑性改革措施。中央财政设立转移支付地方国家基本公共卫生服务项目，支持全国范围内的所有城市社区和农村乡镇的基层医疗卫生机构开展，包括重性精神疾病患者管理服务在内的 9 项国家基本公共卫生服务。2010 年卫生部下发文件，要求各省级行政单位 80% 的区县实施"国家基本公共卫生服务项目"，为重性精神疾病患者在社区建立健康档案并随访。

> （项目）推广特别重要。每年年会的典型发言，还有组织到（工作）比较好的地方参观学习，给大家一个非常坚定的信念，就是这个项目一定会被推广。正因为 2008 年在市级的推广，使得在 2009 年我们国家精卫办在争取项目的时候，比较顺利地进入了基本公共卫生第一轮的项目筛选。（P02）

（2）全国精神医疗机构建设启动

2010 年 9 月中央政府批准《精神卫生防治体系建设与发展规划》（国家发改委 等，2010），2010—2012 年中央和地方政府共计投资 154 亿元（其中，中央投资 91 亿元），在全国改建、扩建 549 家承担危急重症精神疾病救治服务的区域精神卫生中心，以及省级、地市级和部分区县级精神专科医院和综合医院精神科。精神医疗机构获得资金的条件之一就是医院必须开展社区精神卫生服务。同年 10 月中央财政也投入了 1.49 亿元资金，为 608 家精神专科医院和综合医院配置了精神科基本医疗设备（严俊 等，2013）。通过本轮建设，全国大多数精神医疗机构增加了病床数量，更新了房屋设施和设备，机构面貌焕然一新。

在议及 2010—2012 年中央和地方政府投资改扩建全国精神医疗机构，对发展社区精神卫生服务的作用时，一位精神科专家谈道：

> 建设全国网络是通过两条线，一条线就是项目办，因为每个地区

必须要组建相应的项目办，这是从管理的角度，把网络搭起来。另一条线就是通过医疗机构的建设，这个跟686项目有点关系。国家发改委在精神病院改扩建项目时就明确提出来，一定要做社区精神卫生服务，要做防治工作。（ET2）

（3）全国精神卫生专业人才培养项目启动

2011年开始，每年中央财政提供精神卫生专业人才培养专项经费280万元，卫生部疾控局以686项目执行医院为主开展精神科基本知识、基本技能培训，促进地方精神医疗机构提高人员专业技术能力。

（4）全国重性精神疾病信息管理系统功能升级

2011年8月，国家重性精神疾病信息系统的第一期建设项目"重性精神疾病基本数据收集分析系统"建成并投入使用（卫生部办公厅，2011），该系统成为中国疾病预防控制信息系统的组成部分。

（5）政策执行的评估和检查加强

2010年卫生部疾控局在成都市召开全国重性精神疾病管理治疗工作会议，推广成都等地建设重性精神疾病管理治疗服务体系和服务网络的经验。同年，中央政府对基层政府开展的社会综合治理工作考核评估中，将重性精神疾病管理治疗工作纳入卫生部门"平安医院"工作考评。2011年7月重性精神疾病管理治疗工作纳入国家加强和创新社会管理工作。

6.3 社区精神卫生服务内容写入《精神卫生法》

2012年10月26日全国人大常委会审议通过了《中华人民共和国精神卫生法》。这使我国精神卫生的公共政策在政策合法化进程中迈进了一大步。政策合法化系指政策方案获得合法性地位、具有权威性和约束性的过程。部门规范的出台，是政策合法化的一个表现，而政策法律化，则是指使公共政策获得法律形式、具有法律效力的过程（彭和平，1995）。显然，政策得以法律化，是政策合法性含量最高的形式。《精神卫生法》的通过表明，社区精神卫生政策得以法律化，使其权威性得到进一步提升，实现了高度的合法性。它无疑是中国社区精神卫生政策发展的一个重要节点。

部门规范颁布使政策方案成为国家卫生工作制度，新医改政策实施和投入加大，使部门规范执行的支持和保障加强，686 项目迅速扩大成为覆盖全国的重性精神疾病管理治疗工作。

2008 年，项目只覆盖了 54 个地市、61 个项目区县。2009 年，部门规范出台和新医改实施，执行 686 项目的范围增加到 113 个地市、200 个项目区县，2010 年为 160 个地市、671 个项目区县，2011 年为 170 个地市、766 个项目区县，2012 年为 226 个地市、1652 个项目区县，2013 年为 275 个地市、1926 个项目区县。在国家基本公共卫生服务资金支持下，一些没有 686 项目支持的地方，也开展了社区重性精神疾病患者管理服务。到 2013 年全国 30 个省级行政单位的 275 个地市（占地市总数的 82.3%），有 1926 个区县（占区县总数的 67.2%）建立了社区精神卫生服务体系和服务网络，300 多万重性精神疾病患者在社区建立了健康档案并接受管理和康复。

社区精神卫生服务内容写进国家《精神卫生法》相关条款。随着社区服务覆盖范围快速扩大，我国社区精神卫生服务具备了立法必备的工作制度、服务体系、机构人员、经费保障等基础，立法条件成熟。2012 年 10 月 26 日全国人大常委会审议通过《精神卫生法》，于 2013 年 5 月 1 日生效实施。《精神卫生法》中与社区精神卫生服务相关的内容如下。

第一，医疗机构应为居家严重精神障碍患者提供基本药物治疗，指导和支持社区康复机构开展康复工作。

第二，基层卫生机构应建立严重精神障碍患者健康档案，对居家患者定期随访，指导服药和康复，对患者的监护人进行培训。

第三，社区康复机构应为患者提供场所和条件，开展生活自理能力、社会适应能力训练。残疾人组织或者康复机构应组织患者参加康复。

第四，用人单位应根据患者情况安排力所能及的工作，保障同等待遇，安排必要技能培训提高就业能力。

第五，监护人应协助患者进行康复训练。

2009—2013年，在我国新医改政策和投入的保障下，部门规范执行的范围迅速扩大，社区精神卫生服务具备了立法必备的工作制度、服务体系、机构人员、经费保障等基础，内容写入《精神卫生法》相关条款，实现部门规范向法律的跨越、获得了法律形式，从而大大提升了社区精神卫生政策的权威性。但是，政策执行过程并未结束，政策演进也在进行中。同时，为评估政策实施的效果和效益，政策循环也可以进入政策评估过程。

6.4 政策制定与执行的总体回顾

本章讨论了在政策试点执行中的社区精神卫生政策制定过程（包括方案的规划、方案的合法化）和在国家新医改支持保障下政策的进一步发展。

在政策制定过程中，通过686项目试点实践，提出并测试和修正了最初的政策方案，卫生部出台部门规范，政策方案实现合法化。686项目试点先行和由点到面阶段对于政策制定最为突出的贡献是充实了政策工具的内容。这表现在两个方面。一是探索并构建了适合不同精神卫生服务资源水平的不同架构方式的精神卫生服务组织系统。组织社区精神卫生服务是一场明显需要依靠专业医疗技术才能实现的社会运动，实现服务目标和实施服务内容，需要架构服务的组织系统具体组织机构和人员去落实，因此，达成政策目标所需的组织系统是 686 项目构建政策工具的重要组成部分。二是构建了以地市为基础的实施社区精神卫生服务的组织体系和服务网络。在政策试点中，基于全国精神卫生服务资源分布的情况，从 686 项目最初设计的以区县为基础，变为以地市为基础。至此，686 项目方案的可及性、可操作性逐步成熟、完备。至 2009 年，卫生部以修正后的 686 项目方案为基础，制定并发布了《工作规范》《社区服务规范》两项部门规章，这标志着政策制定过程的完成。

国家新医改政策的出台使社区精神卫生政策跃上新台阶。这主要根源于通过新医改建立的均等化的基本公共卫生服务项目，重性精神疾病患者的社区服务和管理得到了制度保障。新医改政策的出台使社区精神卫生政策跃上新台阶，大大提高了政策工具的完善程度和充足性：①国家出资开展社区患者管理服务；②启动全国精神医疗机构建设；③启动全国精神卫生专业人才培养项目；④升级全国重性精神疾病信息管理系统功能。

上述 2009 年的两个部门规范实施范围迅速扩大，以及国家新医改政策的出台，奠定了精神卫生立法基础。2012 年《精神卫生法》的颁布，标志着社区精神卫生政策实现了法制化。2009 年我国新医改政策出台，重性精神疾病患者社区管理被纳入国家基本公共卫生服务项目，部门规范的执行在资金和社区人力方面获得了支持。同时，中央财政增加对 686 项目的支持资金，精神医疗机构建设、精神卫生专业人员培训也获得了新医改资金支持，这提振了精神卫生系统人员积极性。新医改的支持和政府资金投入，保障了部门规范执行能力提升，实施范围迅速扩大，精神卫生立法条件成熟、基础完备，社区精神卫生服务具备了立法必备的工作制度、服务体系、机构人员、经费保障等基础，内容写入《精神卫生法》相关条款，实现由部门规范向法律的跨越。2012年10月《精神卫生法》获得全国人大常委会批准于2013年5月1日正式生效。至此，社区精神卫生政策获得了法律形式，其权威性得以大大提升。

政策试点具有特有动力机制。在这一机制下，行政系统和专业系统都具有建功立业的驱动力，它表现为政府方面会为试点提供支持性环境，以及试点的实施系统方面怀着创造性激情，对外部环境的支持做出专业性的积极反应。政策并不是要等到颁布以后才开始组织实施，而是先将政策方案在选择的试点开始执行；经过试点的实践探索，政策方案通过不断修正得到完善，进而颁布成为部门规范在全国推行，又为立法打下基础。同时，在政策试点中，社区精神卫生政策由政策方案设立到部门规范出台，一直得到了一些外部环境的支援与配合。

第7章

精神卫生政策演进的内生动力

本章将基于复杂适应系统理论视角，分析政策运行载体——精神卫生政策执行系统的行动主体的行为逻辑，探讨政策演进的内生动力。从复杂适应系统理论的视角，本研究将精神卫生政策执行系统视为精神卫生服务的复杂适应系统（精卫CAS），论述精卫CAS的主体构成，考察系统主体活动的行为方式和系统的基本特征，对系统主体在聚集后产生的系统功能非线性改变和系统出现的多样性与复杂性变化进行阐述，探讨推动政策演进的内生动力。

从本书第5章、第6章对我国三次推进社区精神卫生服务的历史回顾和对新一轮社区精神卫生政策演进过程分析中，不难发现：中国社会和政府早在20世纪50年代就已经认识到重性精神疾病患者治疗和管理不足的社会危害，但是由于一直缺乏具备可及性和可操作性的政策方案，三次构建全国性社区精神卫生服务制度的努力都未能成功；而在1998—2013年的新一轮推进社区精神卫生政策的努力中，实施686项目试点成功地解决了这一难题。那么，推动政策方案可及性和可操作性改善的内生动力是什么？它又是怎样推动政策演进的？

7.1 精神卫生政策执行系统：
精神卫生服务复杂适应系统

7.1.1 精神卫生服务复杂适应系统（精卫 CAS）简介

政策系统是公共政策运行的载体，由政策主体、政策客体及它们与政策环境相互作用构成，若干政策子系统构成了政策系统（陈振明，2003）。在政策循环过程中政策子系统扮演了关键角色，是政策变革的内生来源（豪利特，拉米什，2006）。因此，研究政策子系统中行动主体的行为方式以及系统的特征，成为探索推动政策过程发展内生动力的重要路径。然而，对于政策子系统的组成及分类，学者们的观察视角各有不同。陈振明将政策子系统分为信息子系统、咨询（参谋）子系统、决策子系统、执行子系统和监控子系统五类，认为直接或间接参与政策过程的个人、团体或组织以及政策所发生作用的对象（目标团体的社会成员）是政策子系统的组成部分。豪利特和拉米什将某一特定政策领域的行动主体称为政策子系统，认为政策子系统中最具影响力的分类为"以知识为基础的政策社群"和"以利益为基础的政策网络"，组成政策子系统的行动主体包括了当选官员、任命官员、利益集团、研究机构和大众媒体。

在中国社区精神卫生政策演进过程中，精神卫生服务系统中的医疗卫生机构、卫生行政部门、核心专家组专家/精神卫生政策企业家、行业与社会组织、制药企业、大众媒体、精神疾病患者等，作为政策执行者或受益者参与政策发展过程中，可视为精神卫生政策执行系统中的各行动主体。他们有的是直接参与政策过程的个人、团体或组织（如医疗卫生机构、卫生行政部门、核心专家组专家、制药企业），有的间接参与了政策过程（如行业/社会组织、大众媒体），有的则是政策发生作用的社会成员（如精神疾病患者）。同时，精神卫生政策执行系统中的行动主体，有的是任命官员（如医疗卫生机构和卫生行政部门负责人，核心专家组专家／精神卫生政策企业家），有的属于利益集团（如医疗卫生机构、行业／社会组织、制药企业），有的来自研究机构（如核心专家组专家／精神卫生政策企业家）。

在社区精神卫生政策的执行中，参与精神卫生服务的诸多医疗／基层卫生机构、精神科行业组织和精神科医师、精神疾病患者等，共同构成了精神卫生服务的生态系统。用复杂适应系统理论来看这个生态系统，参与政策过程的机构、关键人物、组织等可被视为有生命的主体（米勒，佩奇，2012），它们构成了精神卫生服务的复杂适应系统（CAS）。复杂适应系统理论的创始人霍兰提出，为求得自身的生存和发展空间，复杂适应系统中的各个主体相互之间，以及主体与外界环境之间不断地交换信息，主体间不断地相互适应和适应变化的环境，存在连续不断的达尔文式选择（霍兰，2011），这是复杂适应系统不断进化的内生动力。

复杂适应系统理论自诞生以来，已经逐步应用到物理学、生物学、生态学等自然科学领域和经济学、管理学等社会科学领域，成为如何认识广泛存在于自然界和社会、表现形式纷繁多样的复杂系统的一种方法。尽管无法确切定义复杂适应系统，霍兰对构成 CAS 的主体及其特征进行了描述，即 CAS 类似于生态系统，组成 CAS 的主体各有自己的目标，有各自的内部结构和生存动力，是"具有适应性的主体"，这些主体都具有聚集、非线性、流、多样性、标识、内部模型、积木 7 个共同特征。霍兰给出 CAS 的概念框架被认为是目前理解 CAS 的最简明、最具启发性的表述之一。而这一概念框架是包容的，并不排斥其他学科研究 CAS 的结果，在应用中应在 CAS 概念框架下学习和吸纳，避免钻进其他科学领域的"牛角尖"中（刘春成，2017）。

CAS 主体以获取最佳绩效为目标，以不同的方式与环境持续地相互作用，不断地"学习"或"积累经验"并进行反馈，产生聚集从而改变自身的结构和行为方式。CAS具有类似于生命系统的活力，各主体聚集所带来的结构和功能的涌现，使聚集后的系统呈现出各个部分不具备的功能和特征，系统呈现非线性演化。根据CAS理论，如果一个组织的行为主体具有自主的判断和行为能力、与其他主体之间存在信息和物质交互的能力和对环境适应的能力，并且主体间具有相互依赖性，每个成员能根据其他成员的行为以及环境变化不断调整自身的行为规则，以使整个组织与环境相适应，那么，该组织即可视为复杂适应系统（刘洪，2006）。

精神卫生服务系统满足了复杂适应系统的特征，是复杂适应系统。

在精神卫生服务系统中，一方面，直接或者间接参与组成系统的服务机构（医疗机构、基层卫生机构、精神疾病防治机构等）、管理机构（卫生行政部门等），依靠向社会公众提供专业服务或承担管理责任，通过改善精神疾病患者的健康状况从而实现机构的经济效益和社会价值，使机构具备通过学习去调整机构的行为以适应环境变化的能力得以生存与发展。另一方面，系统中的专家团队和技术性组织（行业/社会组织等）中的专家、被服务对象（精神疾病患者及其家属），本身就是处于各种利益关系中、有学习和环境适应能力的生命体。

笔者认为，精神卫生政策执行系统的行动主体，同时也是构成精神卫生服务复杂适应系统的主体。精神卫生政策执行系统的行动主体通过彼此之间建立的服务与被服务、管理与被管理、供方和需方等关系，相互依赖和互动，彼此学习和适应，得以生存和发展，满足了复杂适应系统的特征，是复杂适应系统。与政策子系统的行动主体概念相比，精神卫生服务复杂适应系统的主体概念，对于理解中国社区精神卫生的政策演进的内生动力更有帮助。因此，本书所述的精神卫生服务复杂适应系统主体，是指精神卫生政策执行系统的行动主体。

7.1.2 精卫 CAS 的主体构成及行为方式

卫生服务复杂适应系统包括了主要利益相关者，分析系统的复杂性需要考虑系统所追求的价值。精卫 CAS 主体的行为方式与其价值追求相关，与国家精神卫生服务体系的建设宗旨密切关联。我国精神卫生服务体系的建设宗旨为：通过建设涵盖心理保健，精神疾病预防、治疗、康复和患者社区管理于一体的卫生服务系统，提供精神（心理）医疗卫生服务，基本满足人民群众对心理和身体健康的需要，降低精神疾病的社会和经济负担，维护社会和谐稳定。精神卫生服务系统建设以追求健康效益、社会效益为目标，但是因参与其中的主角是医疗卫生机构，在市场经济环境中必然存在对经济效益的追求。对精卫 CAS 主体特点的分析和观察，可以从经济效益、健康效益、社会效益 3 个维度进行。

首先，卫生服务复杂适应系统的价值追求注重系统的产出结果，强调维护服务对象（患者）的健康状态，即获得健康效益；其次，关注系统结果带来的效益，着力于人体健康改善后带来的生产力提升而不是简单的没有疾病，即具有社会效益；再次，系统追求的价值还包括与系统相关的、可用的和有用的结果（Rouse，2008）。这里"与系统相关的、可用的和有用的结果"包括了经济效益。

基于 CAS 理论，笔者将精神医疗机构、卫生行政管理机构、专家组织、行业／社会组织、媒体、企业等视为系统主体，根据功能将它们分为服务性主体、管理性主体、技术性主体和辅助性主体。患者及家属虽然是精神卫生服务系统的服务对象，但由于其参与了精神卫生服务系统的互动，如患者和家庭对社区服务和管理的依从性，对服务性主体和管理性主体的服务和管理方式产生影响，因此患者及家属也视为精神卫生服务系统的主体。

服务性主体、管理性主体、技术性主体、辅助性主体和服务对象共同构成了精神卫生服务的生态系统，主体之间相互影响，产生交互作用，成为精神卫生服务复杂适应系统（见图7.1）。外部环境是促使精卫CAS运动的刺激源，这些刺激源包括政策、专业技术倡议、学术研究成果、国际组织倡导等。

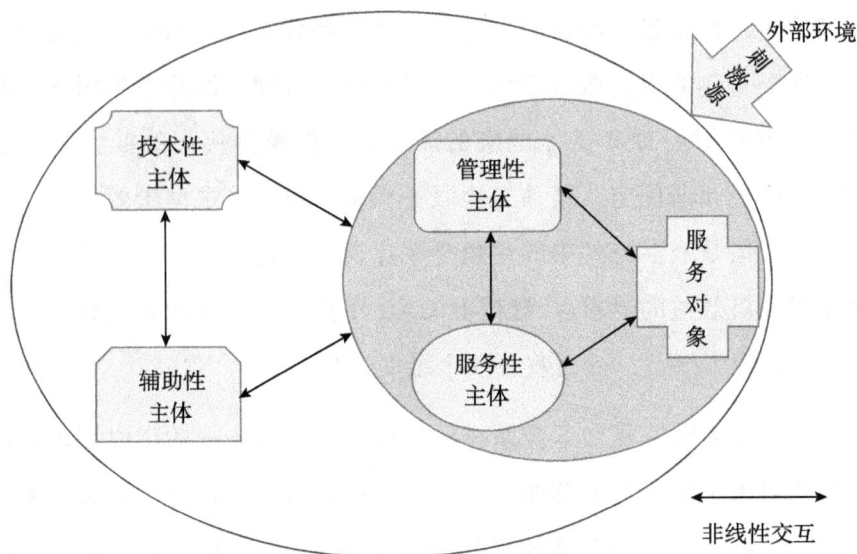

图 7.1　精神卫生服务复杂适应系统模型

（1）服务性主体

服务性主体是精卫 CAS 的具体活动施行主体，包括各级[①]精神医疗机构、社区/乡镇卫生机构、社区康复/看护机构3类机构。服务性主体以非营利性机构为主，尽管在服务患者健康需求、帮助患者获得健康效益时，也通过服务取得经济效益（利润）从而维持机构的生存与发展。这类机构多由政府举办，具有一定社会福利性质，需要服从政府管理需要，通过服务带来社会效益，是半自治的主体（Boustani et al.，2010）。在我国卫生管理制度下，少数优秀的机构负责人还能够因为机构业绩突出，而获得职位上的升迁。

---

① 各级，指国家级、省级、地市级、区县级。

（2）管理性主体

管理性主体是精卫 CAS 的指挥中枢，包括各级卫生行政管理部门和协助卫生行政部门承担管理事务的各级精神疾病防治机构（一些属于财政拨款的独立机构；另一些属于挂靠在医疗机构的二级部门，但是具有财政拨款）。管理性主体的工作体现了政府社会管理意愿，由于管理性主体为财政拨款支持的机构，其行为方式以追求健康效益、社会效益为主。同样，优秀的管理性主体的机构负责人有可能因为业绩突出，获得职位上的升迁。

（3）技术性主体

技术性主体是精卫 CAS 的技术参谋，包括在社区精神卫生政策演进过程中形成的专家"智囊团"[①] 中的专家、精神卫生的行业 / 社会组织[②] 中的专家。技术性主体的个体，来源于多个服务性主体。由于精神卫生服务的职业特性，技术性主体的生存目标和动力源于实现服务的健康效益和社会效益，同时由于技术性主体中的个体本身就处在服务性主体中，所以存在对经济效益的间接追求。

（4）辅助性主体

辅助性主体是精卫 CAS 演进的推手，包括医药企业、大众媒体等。这里要特别强调的是，将医药企业纳入精卫 CAS 主体，是因企业对发展精神卫生的公益投入，而非企业生产的医药产品销量。当然，大多数情况下，医药企业对公益的投入也存在追求扩大产品销量获得经济利益的"潜在"动机。本书将与医药企业的产品销售相关行为，视为受政府医药政策调控的外部环境。

辅助性主体是精卫 CAS 中完全自治的经济性主体，追求经济效益是其

---

① 具体见本书第 4 章。

② 精神卫生的行业 / 社会组织，指中华医学会精神病学分会、中国医师协会精神科医师分会、中国医院协会精神病医院分会、中国心理卫生协会等。

生存目的和行为方式。在现代社会提倡企业社会责任的大背景下，辅助性主体在精卫 CAS 中也会将健康效益及社会效益设为其发展的目标。但是，值得注意的是，辅助性主体与服务性主体在对经济效益的追求中，互为利益相关方，很容易达成目标一致。

（5）服务对象

服务对象是精卫 CAS 的具体活动施行的客体，包括了精神疾病患者及其家属。由于我国精神卫生服务体系是一个涵盖了心理保健、精神疾病的预防、治疗、康复和患者社区管理的范围较为广泛的服务体系，服务对象包括从心理健康者到心理行为问题者、常见精神疾病患者，再到重性精神疾病患者以及他们的家属（严俊 等，2008）。本书主要以社区精神卫生政策发展为目标，关注的服务对象为重性精神疾病患者。他们通过获得／购买服务从而治愈或者控制疾病，回归正常生活，是服务对象追求的健康效益，服务对象也会因为患者劳动能力恢复得到经济效益。

精卫 CAS 各类主体的追求目标及行为方式如表 7.1 所示。

表 7.1　精卫 CAS 主体的追求目标与行为方式

主体类别	主体追求目标	主体行为方式	活动举例
服务性主体	经济效益 健康效益 社会效益	医疗服务 康复服务 患者管理 宣传教育	医疗服务、应急医疗处置、社区患者复核诊断 社区患者线索调查、建健康档案、转诊患者 患者基础管理、个案管理 患者教育
管理性主体	健康效益 社会效益	政策开发 系统建设 经费保障 系统管理	建防治网络、信息系统 制定工作计划／方案、督导考核 技术管理、人员培训 拨付经费、经费使用检查 组织宣传／教育活动

续表

主体类别	主体追求目标	主体行为方式	活动举例
技术性主体	健康效益 社会效益 经济效益	政府倡导 媒体宣传 技术支持	向政府提交专家建议 协助制定计划和方案 组织 / 参与媒体宣传 人员培训、基层督导
辅助性主体	经济效益 社会效益	经费支持 媒体宣传 人员培训 技术支持	引进国外专业理念 / 技术 组织媒体宣传 协助人员培训、国外考察 / 学习 设立干预项目 提供经费
服务对象	健康效益 经济效益	服务依从性 管理依从性	患病登记 服从治疗安排 接受康复训练 回归正常生活

精卫 CAS 主体之外还有诸多因素，统称"外部环境"，既包括精卫 CAS 所在地的社会和经济发展水平、人文环境，国家的精神卫生、医疗服务、医疗保险和医药政策，国际专业组织倡导和学术研究成果等软性环境，也包括精卫 CAS 所在地的自然地理条件、物质条件等硬性环境，是精卫 CAS 演化的刺激源。例如，基本药物政策实施后，部分服务性主体出现自适应和自组织行为，政策执行过程呈现非线性和动态变化（Xiao et al., 2012）；又如，世界卫生组织倡导发展社区精神卫生的要求。这些都成为促进精卫 CAS 演化的刺激源。

7.1.3 精卫 CAS 系统基本特征

①聚集与内部模型：主体聚集形成三维立体精神卫生服务系统。

所有管理性主体、大多数服务性主体是属于不同层级政府的部门或者举办的机构，上一层级的机构数量总体上少于下一层级的机构数量。

精卫 CAS 是一个立体的三维金字塔形结构（见图 7.2），主体的聚集有横向和纵向两个方向。

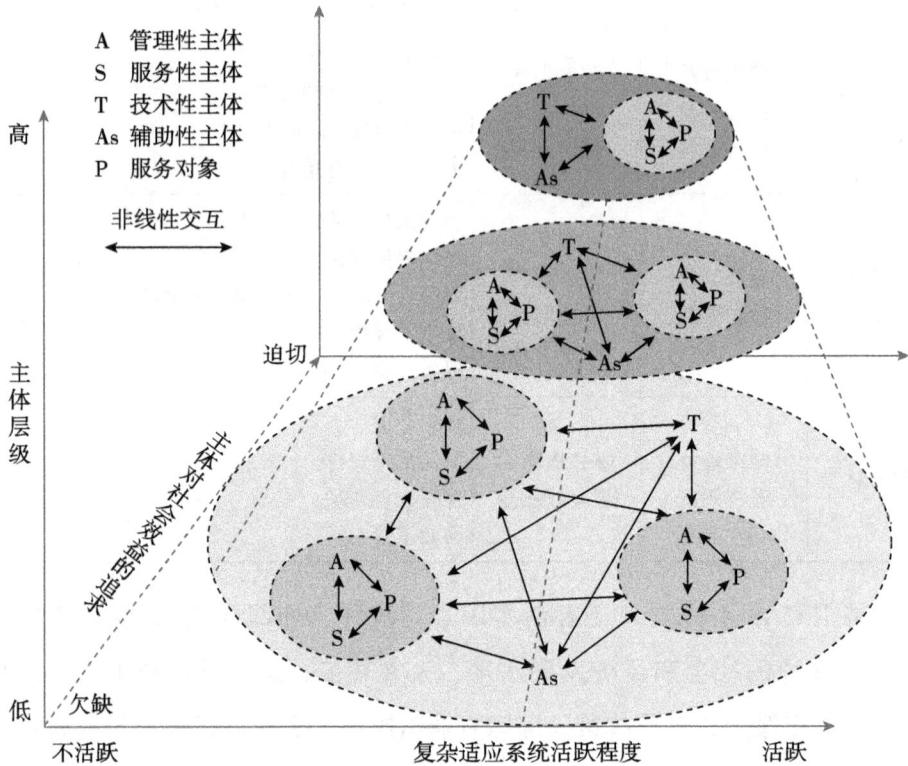

图 7.2　主体聚集形成三维立体精神卫生服务系统模型

在横向上，同一层级不同类别主体的横向聚集形成了服务网络。

我国实行在中央政府统一领导下，各级地方政府按管辖区域范围分级负责的精神卫生工作管理制度，而服务对象——精神疾病患者——可能散布在全国各个角落，理论上每一个管理层级的政府都负有责任和义务，建立服务机构、管理机构，组建横向分布的精神卫生服务网络（简称服务网络[①]），目的是"让服务对象无论在哪个时点和地点进入卫生服务体系，都能享受到不间断的服务"（Lindberg et al., 1998）。服务网络在组建和运行

---

① 为了区别于由不同层级的同类机构组成的、从中央到地方纵向分布的精神卫生服务体系（简称"服务体系"），本书将由同一层级的不同类别机构组成的、在各个层级横向分布的精神卫生服务体系称为"服务网络"。

过程中，技术性主体、辅助性主体也参与其中形成多个层级的精卫 CAS，在外部环境刺激下，各类主体相互适应和产生交互效应，服务网络会越来越复杂。同时，在服务网络日益复杂化的过程中，各类主体经由自组织和自适应，也获得新的发展。

在纵向上，不同层级服务性主体的纵向聚集形成服务体系。

精神卫生服务的专业技术性较强，加上医疗卫生专业人员本身存在初级与熟练、低级别与高级别的特征，政府通常将按照行政层级，或者按照服务地域划分的，不同层级不同地域的服务机构聚集起来，组建从上到下的纵向的精神卫生服务体系（简称服务体系）。但是，由于社区精神卫生的服务对象多数为贫困精神疾病患者，自费就医能力不足，医疗保险的保障能力不足，政府对服务机构的经费投入有限等，并非每个地区的各个层级都有服务性主体。

促进主体聚集的契机各有不同，行政指令、卫生政策、专业倡导、机构寻求发展机会等，都可以促进主体聚集。

精卫 CAS 系统中的管理性主体、服务性主体、技术性主体、辅助性主体和服务对象等不同类别的主体，在与外环境交互时都遵循各自的内在规则，这个规则即该主体的内部模型。服务性主体的内部模型决定了该主体的内在行为规则，主要是为患者提供诊断治疗和康复管理服务；而管理性主体的内部模型决定了管理性主体的内在行为规则，就是承担社区精神卫生服务的管理责任，并提供资金、进行绩效评估等。在主体聚集时，各自的内部模型发挥着相互选择的作用。例如，精卫 CAS 的服务对象在治疗疾病时会找服务性主体，不会去找管理性主体；报销药费会找管理性主体，而不找服务性主体。

②系统功能非线性改变与资源流：精卫 CAS 的系统功能超越各主体

功能之和。

在精卫 CAS 中，无论是服务性主体，还是管理性主体、技术性主体或者辅助性主体，其单一主体的功能都是有限的。

然而，由不同层级的服务性主体、管理性主体、技术性主体、辅助性主体的聚集（如图 7.2 所示），将精神医疗、康复等专业知识和行政管理、医疗机构、社区组织、企业资金等资源组织起来，产生的可提供协调、持续和无缝服务的精神卫生服务系统，涵盖了"纵向到底、横向到边"的深度和广度，主体之间的互动带来的系统功能的提升和效益超越了单个主体的功能、效益之和，并呈现出各个主体所不具备的功能和特征，具有显著的非线性特征。

一个地区的服务性主体、管理性主体、技术性主体、辅助性主体与服务对象的聚集形成的精卫 CAS 系统，其管理性主体、服务性主体、技术性主体、辅助性主体和服务对象的互动，是通过传递患者疾病治疗和康复信息、拨付项目资金、提供治疗药物等"资源"的流动实现的。例如，在686 项目社区管理治疗服务网络中，社区卫生服务中心将需要职业技能康复的患者信息转介给社区工疗站，患者在社区卫生服务中心获得疾病治疗管理，同时又可在社区工疗站得到康复服务，并在康复活动中得到报酬。患者在社区网络中既可获得健康效益，又可获得少许经济效益，而在单一机构中则无法实现。

③标识：明确的共同价值目标标识，激励了系统主体有序聚集。

重性精神疾病患者管理和治疗问题是精神卫生工作需要解决的根本问题。686 项目试点将社区精神卫生政策目标定位在解决精神卫生的根本问题上，使系统的价值和任务提升到满足国家公共卫生、公共安全，维护重性精神疾病患者基本治疗权益的"至高"境界，社区精神卫生服务不再是单纯的医疗服务，成为政府社会治理和社会公共服务的构成部分，为精卫 CAS 的各主体寻找到了共同的主体价值追求，激励了系统主体有序聚集。

④系统多样性与"积木"：因服务资源相对不足出现的主体聚集多样性决定了服务系统的复杂性。

服务性主体是构成精卫 CAS 的关键性主体。因服务性主体资源相对不足，出现主体聚集方式的多样性，决定了服务系统的复杂性；同时，服务性主体性质的多样性，也决定了服务系统的复杂性。

首先，由于各地经济社会发展水平存在差异，精神卫生服务资源（主要是精神医疗机构）在地域上分布相对不均；因各地服务性机构数量不同，服务系统难以采用单一模式构建，使得精神卫生服务体系和服务网络的架构方式呈现多样化（具体见图 6.2）。以地市为基础构建的精神卫生服务体系和服务网络，构成了各省乃至全国的精神卫生服务系统，这些地市级的服务体系和服务网络就是全国服务系统中的"积木"。

其次，精卫 CAS 中服务性主体性质的多样性，也决定了服务系统的复杂性，体现在许多方面。例如，服务性主体中的精神医疗机构，就有精神专科医院与综合性医院精神科之分，两类机构的服务模式有所不同。即使在精神专科医院中，又有以急性住院治疗为主的医院和以收治慢性康复性患者住院治疗的医院，这两种医院开展的医疗项目、医护人员配置比例、医院设备，甚至医院的房屋设计都有区别（严俊 等，2008）。

同样，对于管理性主体中的精神疾病防治机构来说，由于我国各地既往精神卫生服务发展程度有较大差异，有的为独立设置的机构，更多的设在当地精神专科医院或者综合性医院以及疾病预防控制中心等机构之中，属于这些机构的下属二级部门，各地建立的精神疾病防治机构的机构形态也呈现出多样性。

7.2 推动政策演进的内生动力：有序的广泛系统主体聚集

7.2.1 有序的广泛系统主体聚集

在架构社区精神卫生的服务体系和服务网络过程中，系统的主体以获取最佳绩效为目标的价值追求，通过不断"学习"或"积累经验"改变自身的结构和行为方式，成为政策制定过程中推动政策方案向更加可及、可操作方向发展的内生动力。

政策制定过程是政策方案从提出到不断修正完善使政策方案具备可及性和可操作性，最终被政府采纳颁布，实现合法化的过程。在这一过程中，CAS 主体对政策方案不是被动地接收和执行，由于 CAS 主体具有的自组织和自适应特性，在政策试点对政策方案的测试和修正中，主体也对改进、完善政策方案，提升方案的可及性和可操作性有所贡献。

本书前述对政策制定过程的分析，论述了政策试点对政策方案的测试和修正过程，除服务内容、技术本身应该具备适合在基层使用的可行性与可操作性以外，精神卫生服务体系和服务网络的构建方式，对于提高政策方案可及性与可操作性更为重要，将影响政策的可推行价值。例如，2008年基于精神专科医院及其专业人员在地市级分布的调查结果，686 项目试点执行责任主体层级由区县级提升到地市级，满足了地市级精神专科医院（服务性主体）参与构建精神卫生服务系统以获取机构最佳绩效的需求。

同时，在政府倡导与考核评估、医改政策与资金投入等外环境的推动下，地市级卫生管理部门（管理性主体）追求实现主体价值的意愿和行动被激活，地市级卫生部门和精神医疗机构的组织管理能力、财力和协调动员资源能力较区县级部门和机构大为提升，精卫 CAS 的内在活力增强，系统覆盖范围得到快速扩大与发展。

例如，在精神卫生服务资源相对不足的条件下，成都市采取了"精神卫生划区分段负责制"、哈尔滨市采取了"精神卫生网格化管理"的方式，有序、广泛地促成了市、区县精神医疗机构与基层卫生机构的聚集与结合，架构了当地精神卫生服务系统。尽管两市精神卫生服务系统的架构方式不一致，但是，社区精神卫生政策的实施在两市同样可行、可及，将政策制定过程继续向前推进。

各精卫 CAS 主体间的互动方式，及其在社区精神卫生政策演进过程中的不同阶段的活跃程度在变化。

在政策议程设置过程中，技术性主体是最为活跃的群体。技术性主体的个体和群体本身拥有精神卫生专业知识，医者的职业道德使他们对患者的社会处境尤为关注，期望改变中国社区精神卫生服务落后的现状。其中的成员具有国际视野和学习能力，团队对发展中国精神卫生事业有责任意识并且具有行动能力。技术性主体的作用有：响应国际技术倡导、参与问题界定、推动议程设置，通过培训提升系统技术服务能力，促进行业共识的达成等。此外，部分具有企业社会责任意识的辅助性主体（如少数合资制药企业、大众媒体）在议程设置过程中也较为活跃。他们积极参与议程设置的目的，一方面是具有国际视野，愿意履行企业的社会责任；另一方面也存在"将蛋糕做大"的潜在动机。辅助性主体的资金和技术性主体的责任与能力相结合，成为议程设置过程中精卫 CAS 向前发展的主要动力。在这一阶段，管理性主体、服务性主体的总体活跃程度不强，但是在这两个主体中的精神卫生政策企业家是高度活跃的群体。

在政策制定过程中，技术性主体和辅助性主体仍然处于活跃状态，同时试点地区的管理性主体、服务性主体活跃度上升。这些管理性主体和服务性主体开始活跃的主要原因有：执行试点项目的责任心，其负责人有提升可能；得到项目资金支持，服务能力改善，患者获得健康效益；接受技术培训后，技术能力与自信心提升；服务系统建立增加了机构间协作和交流；等等。管理性主体的活跃更多源于其收获的社会效益，而服务性主体的活跃则更多源于其收获的经济效益。试点地区的服务对象因加入社区服务网络而获得服务，其健康效益获得提升。在政策制定过程中，精卫 CAS 向前发展的主要动力来源于技术性主体、少数辅助性主体，试点地区的管理性主体和服务性主体的责任意识与项目资金支持。

在政策执行过程中，精卫 CAS 中的管理性主体、服务性主体和服务对象因执行政策而处于活跃状态。管理性主体与服务性主体成为管理与被管理的互动关系。大多数服务对象加入社区服务网络与服务性主体结成服务与被服务的互动关系，还有少数服务对象因顾忌隐私而回避社区服务。管理性主体通过服务性主体间接与服务对象建立互动关系，但是服务对象的健康状况是管理性主体密切关注的信息。在这一过程中，技术性主体退后成为幕后参谋，承担技术评估与政策评估任务；前两个阶段较为活跃的辅助性主体活跃度逐渐降低，但是更多的辅助性主体参加与其他主体的互动。在政策执行过程中，精卫 CAS 向前发展的主要动力，来源于服务性主体、管理性主体和服务对象执行政策的贡献，以及政府资金的支持。

7.2.2 激励系统主体有序聚集：明确的共同价值目标

通常，医疗机构（服务性主体）与患者的关系是医疗需求与服务供给关系的组成部分。基层卫生机构作为卫生服务网络终端机构，定位于满足社区居民基本医疗需求。

在 686 项目试点实施前，精神疾病患者与精神专科医院作为服务对象与服务性主体，有就医与治疗关系的聚集。这种服务对象与服务性主体的聚集关系，是患者就医需求与医疗服务供给之间的关系，是医疗卫生服务中普遍存在的服务需求与供给关系。通常情况下，患者主动到医疗机构就医，这种聚集在没有外力干预的情况下，处于一种相对无序的状态。[①]

---

① "相对无序状态"为针对试点后的主体聚集的"层级化有序状态"而言。对于具体患者与服务性主体而言，他们的聚集关系多数是有序的，受医疗保险、医疗救助等关系的调控，如对患者异地就医报销限制等。

686 项目试点将目标定位在解决重性精神疾病患者管理和治疗问题，遏止精神疾病负担上升趋势，减少疾病致残。这一目标成为激励精卫 CAS 主体聚集的突出标识。这一标识的确立，为精卫 CAS 的各主体寻找到了共同的主体价值追求，将精神卫生服务系统功能提升到满足国家公共卫生、公共安全，维护重性精神疾病患者治疗权益需要的"至高"境界，使精神卫生服务脱离了单纯的医疗服务性质，成为政府社会治理和社会公共服务的组成部分。

与自然状态下服务对象主动向服务性主体发起聚集不同的是，在 686 项目试点中，管理性主体（卫生行政部门、精神疾病防治机构）加入了精卫 CAS 主体聚集的队伍，并且指导或者干预服务性主体，使其主动向服务对象寻求聚集。

管理性主体、服务性主体、服务对象三类主体组成了精卫 CAS 基础架构，构成横向分布的精神卫生服务网络。精卫 CAS 基础架构中的主体聚集如图 7.3 所示。

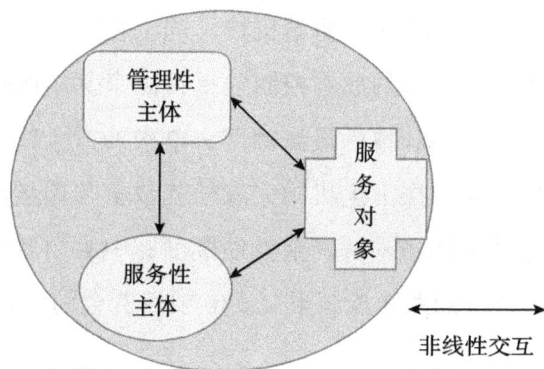

图 7.3　精卫 CAS 基础架构的主体聚集

在精卫 CAS 基础架构中，服务性主体最为重要和关键，是整个精卫 CAS 功能的主要承接者，其一方面受令于管理性主体的要求，另一方面通过提供服务与服务对象互动，在其中获取经济效益并得到生存和发展。管理性主体承担了系统启动引擎作用,其行动动力来源于试点的目标定位,以及政府对实现目标的考核要求。服务对象是整个精卫 CAS 中的健康效益的受益者,但是与自然状态下相比有时处于被动地位。

在自然状态下,服务对象主动就医寻求与服务性主体产生聚集关系。在 686 项目试点中,社区精神卫生政策目标即为发现尽可能多的服务对象,进行登记、管理和治疗,对于不愿意公布患病情况的服务对象无疑是一种损害。因此,服务对象与管理性主体、服务性主体的互动,必然存在回避等障碍因素。

在 686 项目中,由于管理性主体的加入,精卫 CAS 主体的聚集从试点前相对无序的状态,变为有序的层级化状态。

服务性主体的行为规范与成本控制方面:精卫 CAS 中的服务性主体,一方面受到服务于国家公共卫生、公共安全和维护患者权益标识的激励而聚集,另一方面其服务行为和成本也受到严格的规范和控制。对服务性主体行为的规范包括:需要严格执行相关工作规范的要求、定期接受管理性主体(卫生行政部门、精神疾病防治机构)的工作检查与考核评估、接受社会监督等。对服务性主体的成本控制包括:国家基本医疗保险制度对患者住院、门诊报销的比例和报销最高额度、单次处方金额等的限制;管理性主体(精防机构)对基层卫生机构完成任务数量与质量的年度考核,对考核不合格的服务性主体将削减资金补助额度;中央财政每年对整体转移支付地方卫生项目资金的总额控制限制 686 项目资金的增长幅度;等等。

7.2.3 精神卫生服务系统的复杂性来源:主体聚集方式的多样性

在政策制定过程中,社区精神卫生政策方案不断修订和改进,精神卫生服务系统也在不断进化,服务体系和服务网络架构呈现多样化发展。

686 项目试点在 2008 年将架构精神卫生服务系统的责任和主导权,从区县级上调为地市级的改变，使试点不再拘泥于是否有最基层的区县级服务性主体，摆脱了社区精神卫生政策发展受制于区县级服务性主体缺失的困境。在政策方案中区县级机构的缺失以其他机构服务功能为补充，适应了中国各地市千差万别的精神卫生服务资源实际现况。

由于地市、区县，乃至企业举办和民营的精神卫生服务资源（专业机构和人员）的存量与分布在各个地区都不相同，存在较大差异，上述精神卫生服务系统架构方式调整也导致了地市之间精神卫生服务系统构成方式呈现多样化。

例如，在缺乏政府举办的精神专科医院的地区，如哈尔滨市，企业办或者民营机构成为试点中的服务性主体；在地域范围内缺乏精神医疗机构的区县，如成都市，地市级政府部门协调相邻区县，甚至相近其他地市的精神医疗机构签订协议提供服务。以地市级为基础架构的社区精神卫生的服务体系和服务网络在各个地市也呈现了多样性，由此打破卫生服务系统统一设置的格局，精神卫生服务系统变得更为复杂、多样。

综上所述，社区精神卫生政策演进的内生动力，在于精卫 CAS 的主体之间出现的有序的广泛性聚集。这种系统主体的有序的广泛聚集动力，来自明确的系统共同价值目标，而系统主体聚集方式的多样性决定了精神卫生服务系统的复杂性。

在社区精神卫生政策过程的不同阶段，不同精卫 CAS 的主体间聚集程度及活跃程度有所不同。

在议程设置过程中，各主体的聚集程度不高，处于相对松散状态（如图 7.4 所示）。技术性主体是最为活跃的群体，部分具有社会责任的辅助性主体（如少数制药企业）也较为活跃，辅助性主体的资金和技术性主体的责任与能力相结合，成为议程设置过程中精卫 CAS 向前发展的主要动力。

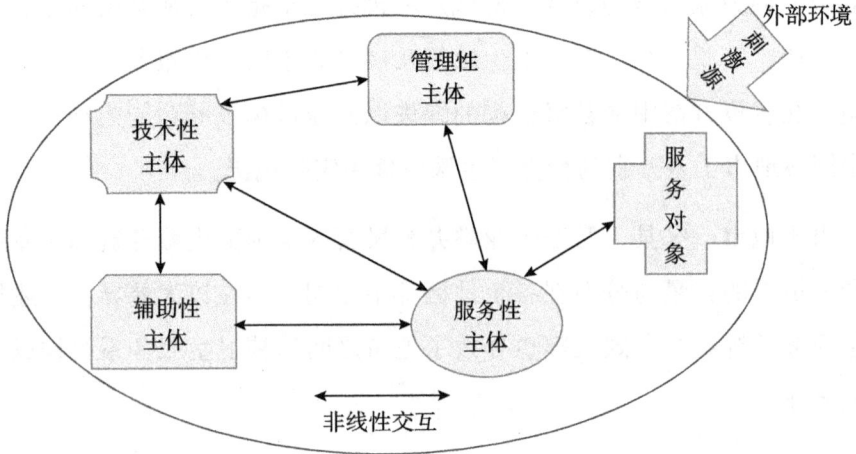

图 7.4　议程设置过程中的精卫 CAS 的主体聚集模型

在政策制定过程中，各个主体的聚集程度增强，其中试点地区的管理性主体、服务性主体、服务对象密切聚集，组成精卫 CAS 的基础架构（如图 7.5 所示）。技术性主体和少数辅助性主体仍然处于活跃状态，试点地区的管理性主体、服务性主体活跃度上升，精卫 CAS 向前发展的主要动力来源于技术性主体、少数辅助性主体、试点地区的管理性主体和服务性主体的责任意识与项目资金支持。

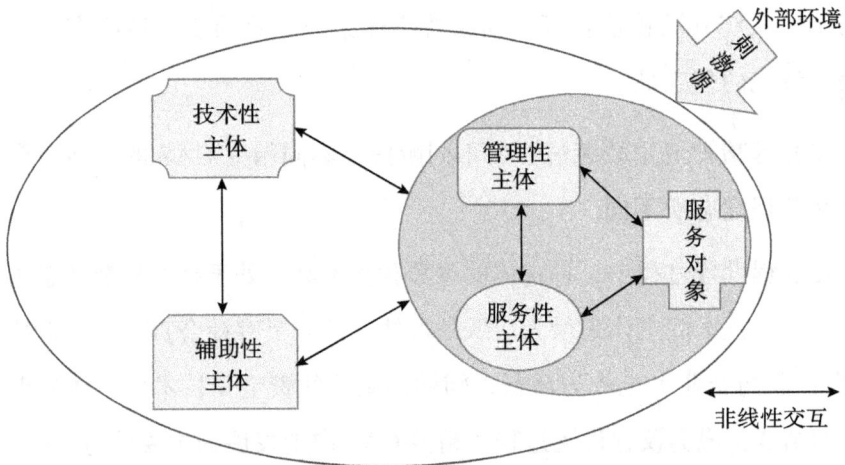

图 7.5　政策制定过程中的精卫 CAS 的主体聚集模型

在政策执行过程中，更多地区的精卫 CAS 基础架构形成，参加与技术性主体、辅助性主体的聚集（如图 7.6 所示）。精卫 CAS 基础架构中的管理性主体、服务性主体和服务对象因执行政策处于活跃状态，精卫 CAS 向前发展的主要动力，来源于管理性主体、服务性主体和服务对象对政策的执行要求、新医改政策与资金的投入。

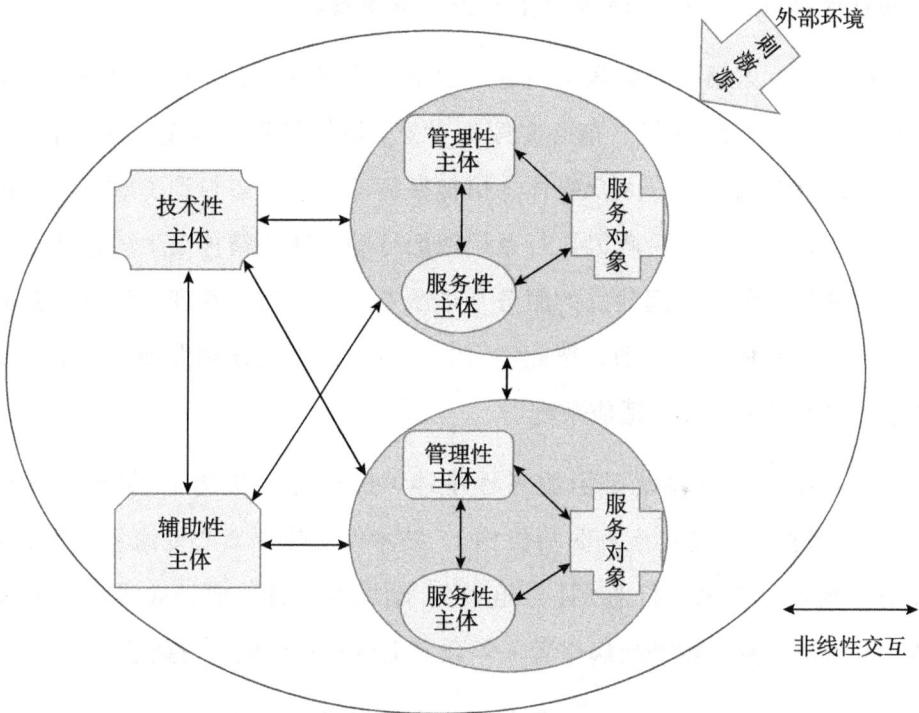

图 7.6　政策执行过程中的精卫 CAS 的主体聚集模型

7.3 政策执行系统与演进内生动力的总体回顾

本章基于复杂适应系统理论视角，分析政策运行载体——精神卫生政策执行系统行动主体的行为逻辑，运用政策子系统概念，建立精神卫生政策执行系统——精卫 CAS，论述精卫 CAS 的主体构成，考察了系统主体活动的行为方式和系统基本特征，阐述了系统主体在聚集后产生的系统功能非线性改变和系统出现的多样性与复杂性变化，揭示了推动政策演进的内生动力。

第一，研究精神卫生政策执行系统中行动主体的行为方式，是探索推动社区精神卫生政策演进内生动力的重要路径。

在中国社区精神卫生政策演进过程中，精神卫生服务系统中的医疗卫生机构、卫生行政部门、核心专家组专家 / 精神卫生政策企业家、行业 / 社会组织、制药企业、大众媒体、精神疾病患者等，参与到了政策循环的过程之中，是精神卫生政策执行系统中的行动主体。精神卫生政策执行系统的主体通过彼此之间建立的服务与被服务、管理与被管理、供方和需方等关系，相互依赖和互动，彼此学习和适应，得以生存和发展，满足了复杂适应系统特征是复杂适应系统。

精神卫生服务系统是由服务性主体（医疗卫生机构）、管理性主体（卫生行政部门、精神疾病防治机构）、技术性主体（核心专家组专家 / 精神卫生政策企业家、行业 / 社会组织）、辅助性主体（制药企业、大众媒体）和服务对象（精神疾病患者）等众多主体共同组成的复杂适应系统。

第二，社区精神卫生政策演进的内生动力，在于精卫 CAS 主体之间出现的有序的广泛性聚集。

有序的广泛系统主体聚集是促进政策演进的内生动力。在政策试点机制下，经由实施政策方案去架构符合地方实际的、可行的精神卫生服务体系和服务网络，完成政策工具的构建，对于提高政策方案可及性和可操作性更为重要。2008 年基于精神医疗机构（服务性主体）主要分布在地市级的调查结果，686 项目试点的执行层级提升到地市级，大多数服务性主体和管理性主体实现机构最佳绩效的需求得到满足，以地市级为基础架构的精神卫生服务系统，促成了服务性主体、管理性主体、服务对象等系统主体有序的广泛聚集，政策方案的可及性和方案执行的可操作性提升。有序的广泛系统主体聚集，改变了原先服务性主体、管理性主体、技术性主体、辅助性主体、服务对象之间互动的无序状态，成为促进政策演进的内生动力。

第三，明确的共同价值目标激励系统主体有序聚集。

686 项目试点将目标定位在解决精神卫生的根本问题——重性精神疾病患者管理和治疗问题，为精卫 CAS 的各主体寻找到了共同的主体价值追求，系统的价值和任务提升到满足国家公共卫生、公共安全，维护重性精神疾病患者基本治疗权益需要的"至高"境界，从而使社区精神卫生服务不再是单纯的医疗服务，成为政府社会治理和社会公共服务的构成部分。在试点中，由于科层化管理性主体的加入，精卫 CAS 主体的聚集从试点前相对无序的状态，变为有序的层级化状态。

第四，精神卫生服务系统的复杂性来自主体聚集方式的多样性。

伴随政策试点中的政策方案不断修订和改进，以地市级为基础架构的精神卫生服务系统，摆脱了社区精神卫生政策发展受制于区县级服务性主体缺失的困境，在政策方案中区县级服务机构的缺失以其他机构提供的服务职能为补充，适应了中国各地市千差万别的精神卫生服务资源实际现况。然而，以职能补充替代机构缺失的改革，也导致了不同地市间精神卫生服务系统架构的多样性和系统构成的复杂化。

第 8 章

社区精神卫生政策演进研究结论与政策建议

本书对 1998—2013 年中国社区精神卫生政策的演进过程进行了研究。这一过程的时间跨度有 15 年，笔者力求对这一政策的演进过程进行立体的、多侧面的呈现，并且用政策过程的多源流理论和复杂适应系统理论对上述经验现象的深层逻辑进行阐释。因此，本书为构建社区精神卫生服务的公共政策理论和相关的研究贡献了基础性资料，也积累了循证的、有效的和可推广的中国经验的丰富素材。

第一，通过文献研究和关键人物深度访谈，搜集案例资料和研究数据，梳理并分析了社区精神卫生政策的演进脉络和关键节点。第二，分析和论述了议程设置过程。本书采用多源流政策过程框架，解析社区精神卫生政策的问题、政治、政策三条源流的流动特征，阐述三条源流怎样打开议程设置的机会窗口，论述精神卫生政策企业家与政策共同体的特征与作用。第三，对长达 15 年的 686 项目政策试点过程的丰富经验进行采集梳理和分析。对这一过程中政策方案的提出、测试和修正，直至合法化的政策制定过程进行了论述。这一阶段的主要发现是，试点过程中服务提供组织系统的构建是试点得以顺利进行的组织保证，这一体系成为政策工具的构成要素。第四，在政策发展上，首先，重性精神疾病患者社区服务和管理被纳入国家新医改设立的基本公共卫生服务项目中，由此，社区精神卫生政策的发展得到了强劲的驱动力和有力的支持，从而使社区精神卫生政策跃上新台阶；随后，相关内容写入《精神卫生法》，实现了法制化。第五，基于复杂适应系统理论的视角，分析政策运行载体——精神卫生政策执行系统行动主体的行为逻辑，探讨政策演进的内生动力。运用政策子系统概念，提出精神卫生政策执行系统——精神卫生服务复杂适应系统（精卫CAS）概念，分析系统主体的构成及其行为方式、系统的基本特征，阐述了系统主体在聚集后产生的系统功能非线性改变，以及系统出现的多样性与复杂性变化，揭示社区精神卫生政策演进的内生动力源自系统主体有序的广泛性聚集。

8.1 研究结论

本研究的结论分两个方面，其一，从社区精神卫生服务发展的角度进行总结；其二，从社区精神卫生政策演进的角度进行总结。前者聚焦于政策过程中的领域知识，后者聚焦于政策过程理论。

8.1.1 社区精神卫生服务的发展历程

第一，中国社区精神卫生政策演进前后经历了15年，以4个标志性事件为节点，可划分为三个时期。

在国际社会促进社区精神卫生倡议下，1998年卫生部将精神卫生工作从医疗服务领域，纳入公共卫生范畴。经过15年的努力，到2013年，我国建立了社区精神卫生服务的法律制度，构建了社区精神卫生服务提供的组织实施体系和网络，组建了服务的专业队伍和社区人员团队，服务的保障制度也初步建立。

中国社区精神卫生政策的演进过程有 4 个标志性关键节点：① 1998 年中国政府回应国际社会倡导将精神卫生纳入公共卫生；② 2004 年设立中央转移支付地方重性精神疾病管理治疗项目（686 项目）；③ 2009 年卫生部出台《工作规范》和《社区服务规范》，686 项目在全国推广；④ 2012年《精神卫生法》颁布，2013 年实施，将社区精神卫生服务内容写入《精神卫生法》相应条款。4 个关键节点将整个过程分为三个阶段：686 项目酝酿阶段（1998—2004 年）、项目试点先行和由点到面阶段（2004—2009 年）、宏观层面的部门规范到《精神卫生法》出台阶段（2009—2013 年）。

第二，1998—2004 年，在国际社会促进社区精神卫生倡议下，中国再次启动推行社区精神卫生服务的尝试。

我国在 20 世纪 50 年代、80 年代和 90 年代初先后发起过 3 次涉及范围较广、覆盖人口较多的社区精神卫生服务实践，但是，或因受制于疾病治疗的技术手段不足，或因患者就医保障能力差，或因社会运动等，都未能进一步建立全国性社区精神卫生政策制度。

1999 年中国 / 世界卫生组织精神卫生高层研讨会在北京、上海成功举办，重新激活了国家层面的卫生、民政、公安等政府部门和中国残联之间的精神卫生合作机制，各地精神卫生工作的热情被重新动员，促进了精神卫生工作的重启。2001 年召开的全国第三次精神卫生工作会议实现了中央和省级层面各部门的动员。随后，《工作规划》和《指导意见》出台，明确了国家精神卫生工作方向，确立了建立社区精神卫生服务的规划目标。

同一时期，通过大量的宣传和系列培训活动，我国精神卫生领域的政府管理部门人员、学术界专家、专业机构领导和行业从业人员在对精神卫生工作重要意义的认识等方面达成了空前的一致，开展社区精神卫生的观念也取得了基本共识。

第三，2004—2009 年，中央转移支付地方重性精神疾病管理治疗项目（686 项目）成功立项和实施，两项重性精神疾病管理治疗的部门规范出台，促进了建立社区精神卫生服务的国家规划目标落地执行。

2003 年中国暴发 SARS 疫情，中央政府决定通过中央转移支付地方的方式，提供资金支持公共卫生试点项目。受益于前期对社区精神卫生服务的宣传及专业人员培训打下的良好基础，2004 年中国精神卫生领域成功申请到中央转移支付地方重性精神疾病管理治疗项目（686 项目）。通过实施 686 项目，到 2008 年，社区精神卫生服务的政策内容得到了细化，初步构建了与地方精神卫生服务资源状况适配、能够提供社区精神卫生服务的组织实施体系和网络，组建了服务的专业队伍和社区人员团队，为 686 项目内容进一步制度化打下了基础。

2009 年，卫生部总结和提炼组织实施 686 项目经验，制定并发布了部门规章《工作规范》和《社区服务规范》，构建了以重性精神疾病管理治疗为主要内容的社区精神卫生政策制度，促进了建立社区精神卫生服务的国家规划目标落地执行。

在这一时期，促进项目发展和部门规范出台的关键因素有以下 4 个。

①国家级精神科学术带头人和团队全程参与项目的设计、论证与实施，保证了项目的专业水准，使项目具备较强的行业号召力。

②在项目实施中，首先吸纳各省专业能力最强且最有地方影响力的精神医疗机构参加，同时组织全国知名的精神卫生行业专家参与项目培训、

指导和督导，使实施项目的机构不仅获得资金，还同时在专业能力、社会声誉等方面获益和受到鼓舞。

③专门管理机构（卫生部精神卫生处）和技术指导机构（国家精神卫生项目办）的成立，保证了前述的项目组织、管理和协调工作得以完成，使项目管理更加规范。

④以全国精神卫生服务资源调查结果为依据，顶层设计了国家精神卫生工作体系发展方案，及时改革调整项目实施策略和机制，将项目责任单位从区县级上调为地市级，调动了经济实力更强的地市级政府和技术能力更强的精神医疗机构的积极性，破除了制约项目覆盖面扩大的藩篱。

第四，2009—2013 年，在我国新医改政策的推动和政府加大投入的双重驱动下，686 项目范围迅速扩大，奠定了良好的精神卫生立法基础。

2009 年，国家批准实施新医改方案，重性精神疾病患者社区管理被纳入了新设立的国家基本公共卫生服务项目，686 项目在社区的服务获得新医改资金的支持，迅速在全国开展，社区精神卫生服务从基层网底开始得到了广泛推行。

2010 年以后，发展社区精神卫生服务的支持性环境持续改善，政府为国家区域精神卫生中心、省级和地市级以及部分区县级精神医疗机构的房屋改扩建、设备更新提供资金，设立精神卫生专业人才培养项目，中央政府每年对地方政府的精神卫生工作实施考核，全国精神卫生服务体系能力得到大幅提升。

随着部门规范执行在全国逐步推开，社区精神卫生服务的基础得到加强，精神卫生的立法基础和条件走向成熟，《精神卫生法》在 2012 年颁布、2013 年生效实施，其中的多个条款对社区精神卫生服务做出规定和要求，社区精神卫生政策完成了国家法律制度构建。

第五，社区精神卫生服务建立的过程，即不断提升精神疾病患者接受精神卫生服务的社会心理可及性、地理可及性和经济可及性的过程。

一是提升服务的社会心理可及性。精神医疗机构和卫生等政府部门坚持不懈、持续不断的精神卫生宣传和健康教育，促进了支持和鼓励精神疾病患者及时治疗康复的社会氛围形成，在一定程度上纠正了公众对精神疾病的错误认知和社会对患者的歧视，提高了患者接受精神卫生服务的社会心理可及性。

二是提升服务的地理可及性。逐渐建立健全了全国精神卫生服务体系，在全国每个省和地市以及部分区县改建、扩建精神专科医院和综合医院精神科，完成了精神卫生服务资源的区域化布局，大幅度增加了精神科病床数量，一定程度缓解了精神卫生服务资源不足的状况；加上国家新医改对基层卫生机构建设的支持，保障了患者接受精神卫生服务的地理可及性。

三是提升服务的经济可及性。我国新医改政策的实施，大量医改资金投入，全国城乡居民基本医疗保障制度、医疗救助制度的建立并持续得到完善和加强，为患者提供了接受精神卫生服务的经济可及性。

8.1.2 社区精神卫生政策的演进

第一，问题源流和政治源流的交汇，加之政策源流——政策设想的积累，推动了中国社区精神卫生政策的议程设置。

与其他的精神疾病相比，重性精神疾病的患病率（1.47%）并非最高，但因汇集了健康问题、伦理问题、经济问题、社会问题、安全问题的多重影响，使其成为精神卫生的根本问题。解决好重性精神疾病问题，不仅仅是一项医疗工作或者公共卫生工作，还具有突出的保障社会公共安全、改善民生、维护患者权益、维持社会劳动生产力等社会功能，成为政府公共政策需要考虑的主要需求。故此，问题源流中缺乏治疗和管理的重性精神疾病患者对社会安全的损害，政治源流中政府高层解决重性精神卫生问题的决心，以及政策源流总结既往三次社区精神卫生服务实践的经验并学习借鉴国际经验，推动了2002年、2004年分别出台《工作规划》和《指导意见》；而《工作规划》与《指导意见》提出的开展社区精神卫生服务目标和要求，进而推进了2004年设立政策试点项目（686项目），成功实现了政策议程设置。其间，2003年中国遭受SARS突袭、2004年发生的重性精神疾病患者肇事肇祸恶性案件，是推动686项目政策议程设置的危机性事件。

第二，政策源流：自20世纪50年代以来，我国经历了推动社区精神卫生服务的三次努力，为2004年686项目议程设置的实现准备了政策方案资源。

第一次努力的标志性事件，是1958年召开的全国精神疾病防治现场工作会议（第一次精神卫生工作会议），会议确定了以解决精神疾病患者收容问题为主的工作原则，成立了卫生、民政、公安部门组成的国家级精神卫生工作领导与协调组织。第二次努力的标志性事件，是改革开放后，于1986年召开的全国第二次精神卫生工作会议，此后我国精神卫生事业进入了高速发展期，在服务形式、疾病诊断、治疗和康复方法、基础与临床科研、人力资源培训等方面全面而迅速地跟上了国际发展潮流。第三次努力的标志性事件则是1991年12月《中国残疾人事业"八五"计划纲要》的颁布执行。20世纪90年代初在我国全面实施残疾人保护政策、精神残疾者被纳入其中的背景下，这一纲要的颁布，推动了残联主导的"社会化、开放式、综合性"的重性精神疾病康复工作，以尽力弥补市场经济冲击下医疗卫生系统社区精神卫生服务的欠缺。

以上三次推动社区精神卫生服务的努力，为686项目提供了宝贵的政策方案资源。概括说来，有如下几点：①在政策目标方面，初步形成了以治疗重性精神疾病为主的政策共识；②在政策内容方面，探讨了在社区开展患者登记、治疗和随访的服务内容；③在政策工具方面，尝试了精神医疗机构与社区合作提供社区精神卫生服务的办法，特别是初步构建了相应的服务组织系统。以这三次努力为标志的全国推行社区精神卫生服务积累的经验和教训，以及对国际经验的学习借鉴，构成了686项目重要的政策方案基础。

第三，686项目试点的实施对政策制定的贡献。

试点项目的实施同时又是政策制定的过程。686项目试点为社区精神卫生政策的完善做出了突出贡献。具体表现在构建政策内容和政策工具两个方面。

一方面是政策内容构建。首先，686项目的核心内容得以细化，如优先对有肇事肇祸倾向并且贫困的重性精神疾病患者提供服务；为其中贫困患者提供基本药物和住院治疗。其次，明确了686项目实施的流程，包括患者从加入社区686服务网到诊断复核，再到制定个体化治疗方案以及在社区的随访和建档要求等等。

另一方面是政策工具构建。试点中设置了诸多的政策工具。①建立了686项目的电子化信息管理手段。②进行了组织体系建设。一是2006年卫生部疾控局设立精神卫生处和国家精神卫生项目办公室；二是组织与构建了精神卫生的服务体系和服务网络。需要强调的是，该服务体系和服务网络的构建是在不断摸索中逐渐形成的，它构成了落实社区精神卫生政策的基石，意义十分重大。组织社区精神卫生服务是一场明显需要依靠专业医疗技术才能实现的社会运动，实现服务目标和实施服务内容，需要架构服务的组织系统中的具体组织机构和人员去落实，因此，构建达成政策目标所需的组织系统成为政策工具构建的重要组成部分。在政策工具构建中，根据全国精神卫生服务资源分布调查结果，686 项目方案构建了以地市为基础的实施社区精神卫生服务的组织体系和服务网络。686 项目的后期，建立了国家—省—示范地市—项目区县—社区的五级项目技术管理与服务系统，以及国家—省—示范地市—项目区县的四级项目行政管理系统。而且，各地根据本地精神卫生服务资源情况，因地制宜地构建了多种社区精神卫生服务的管理系统和服务系统架构模式，如上海模式、成都模式、哈尔滨模式。至此，686 项目方案的可及性、可操作性逐步成熟、完备，构成卫生部发布的重性精神疾病管理治疗的两项部门规范的基础。

第四，在政策演进过程中，政府支持和资金保障与目标考核、国家专业管理机构建立、精神卫生行业动员和宣传、专业技术人员团队建设、灵活的社区服务组织架构组建制度，是影响社区精神卫生政策演进的关键因素。

在 686 项目酝酿阶段，政府高层领导对精神卫生工作重视程度的提升，卫生部精神卫生专家"智囊团"的形成，国家级精神卫生专业管理机构的建立，以及相关的宣传和系列培训活动凝聚了必要的共识，这些努力从政府、组织、知识、社会等方面为 686 项目的出台准备了条件。

在试点先行和由点到面阶段，一是前期出台的《工作规划》和《指导意见》提出开展社区精神卫生服务的要求，对社区精神卫生政策方案出台并成为部门规范给予了政策支持；二是通过实施 686 项目试点，国家和地方组织、培训了医院社区一体化的多功能团队，组建了专家团队和管理团队，并为后续 686 项目在全国推广储备了人力；三是卫生部成立精神卫生处和设立国家精神卫生项目办公室，保障了项目试点的有序组织和管理。

在部门规范到法律阶段，国家新医改政策出台使社区精神卫生政策的实施保障能力和条件不断增强，686 项目得以快速扩大覆盖范围。首先，2009 年我国政府启动新医改，国家提供大量资金支持在社区开展包括重性精神疾病患者管理服务在内的基本公共卫生服务项目。其次，以地市为组建精神卫生服务体系和服务网络的责任主体的管理制度，赋予了地市级卫生部门自行扩大社区服务实施范围的权利和制度保障。再次，国家加强精神医疗机构建设，开展精神卫生专业人员培训，激发了地方精神医疗机构开展社区精神卫生服务的积极性。最后，重性精神疾病管理治疗工作纳入地方政府年度工作目标考核，强化了地方政府的执行力。

第五，精神卫生政策企业家和政策共同体在社区精神卫生政策演进中扮演了重要角色。

精神卫生政策企业家和政策共同体是社区精神卫生政策演进中的重要角色，体现在以下方面。①在社区精神卫生政策从 686 项目到部门规范再到法律的过程中，将社区服务聚焦到问题源流的重性精神疾病问题，促使政治源流关注到重性精神疾病患者的疾病和社会处境，不断使政策源流中的政策设想获得丰富、总结和积累，从而推动政策议程设置。②在社区精神卫生的 686 项目酝酿阶段、试点先行和由点到面阶段、部门规范到法律阶段，推动设立 686 项目，并在项目执行中参与政策方案提出、测试和修正，促进部门规范与新医改政策和资金结合。这些都体现了精神卫生政策企业家们和精神卫生政策共同体成员们对发展中国精神卫生事业的热爱、责任与担当。

第六，社区精神卫生政策演进的内生动力，在于精神卫生服务复杂适应系统主体之间出现的有序的广泛性聚集，而系统主体有序的广泛聚集动力来自明确的系统共同价值目标，系统主体聚集方式的多样性决定了精神卫生服务系统的复杂性。

在中国社区精神卫生政策演进过程中，精神卫生服务系统中的医疗卫生机构、卫生行政部门、核心专家组专家/精神卫生政策企业家、行业、社会组织、制药企业、大众媒体、精神疾病患者等，参与到了政策循环的过程之中是精神卫生政策执行系统中的行动主体。精神卫生政策执行系统的主体通过彼此之间建立的服务与被服务、管理与被管理、供方和需方等关系，相互依赖和互动，彼此学习和适应，得以生存和发展，满足了复杂适应系统的特征要求。精神卫生服务系统是由服务性主体（精神医疗机构、社区卫生机构等）、管理性主体（卫生行政部门、精神疾病防治机构等）、技术性主体（专业/行业组织、专家等）、辅助性主体（医药企业等）和服务对象（精神疾病患者和家属）等众多主体共同组成的复杂适应系统。

首先，有序的广泛系统主体聚集是促进政策演进的内生动力。在试点实践中，经由实施政策方案去架构符合地方实际的、可行的精神卫生服务体系和服务网络，完成政策工具的构建，对于提高政策方案可及性和可操作性甚为重要。基于精神医疗机构（服务性主体）主要分布在地市级的调查结果，2008 年 686 项目试点执行层级由区县级提升到地市级，满足了服务性主体和管理性主体实现机构最佳绩效的需求，以地市为基础架构的精神卫生服务系统，促成了服务性、管理性、服务对象等系统主体有序的广泛聚集，提升了政策方案执行的可及性和可操作性。有序的广泛系统主体聚集，改变了原先服务性主体、管理性主体、服务对象之间互动的无序状态，成为促进政策方案不断改善的内生动力。例如，通过系统主体有序的广泛聚集，服务性主体与服务对象之间形成了稳定的服务供求关系，满足了机构对经济效益的追求，而管理性主体通过服务性主体与服务对象建立起联系，满足了政府要求管理性主体开展重性精神疾病管理和治疗的目标要求，系统主体之间形成的良性互动关系，推动了系统不断向前发展。

其次，明确的共同价值目标激励系统主体有序聚集。686 项目将目标定位在解决精神卫生的根本问题——重性精神疾病患者管理和治疗问题，为精卫 CAS 的各主体寻找到了共同的主体价值追求，系统的价值和任务提升到满足国家公共卫生和公共安全、维护重性精神疾病患者基本治疗权益需要的"至高"境界，从而使社区精神卫生服务不再是单纯的医疗服务，成为政府社会治理和社会公共服务的构成部分。在试点中，由于科层化管理性主体的加入，精卫 CAS 主体的聚集从试点前相对无序的状态，变为有序的层级化状态。

最后，精神卫生服务系统的复杂性来自主体聚集方式的多样性。伴随试点实践中的政策方案不断修订和改进，以地市为基础架构的精神卫生服务系统，摆脱了社区精神卫生政策发展受制于区县级服务性主体缺失的困境，在政策方案中区县级服务机构的缺失以其他机构提供的服务职能为补充，适配了中国各地市千差万别的精神卫生服务资源实际现况。然而，以职能补充替代机构缺失的改革，也导致了不同地市间精神卫生服务系统架构的多样性和系统构成的复杂性。

8.2 本研究的贡献与理论创新

8.2.1 本研究的贡献

本研究采用多源流政策过程框架和复杂适应系统理论，研究分析 686 项目试点议程设置、试点实践中社区精神卫生政策的演进过程，以及整个过程的主导因素，考察了精神卫生政策执行系统——精卫 CAS 主体活动的行为方式，对系统主体在聚集后产生的系统功能非线性改变和系统出现的多样性与复杂性变化做了阐述，揭示了推动政策演进的内生动力。研究所形成的认识丰富了我国精神卫生的政策研究以及公共政策研究领域的知识，为社会政策理论和实践提供了中国经验。

本书根据丰富的经验材料，特别是第一手资料，系统梳理了新中国成立以来的半个多世纪社区精神卫生政策的演进过程，并将 1998—2013 年的新一轮社区精神卫生政策演进过程概括出四个节点和三个阶段。1998—2013 年的 15 年间，经过社会倡导、政府动员、大众宣传和人员培训的准备，2004 年重性精神疾病管理治疗项目（686 项目）成功立项开展试点，到 2009 年重性精神疾病管理治疗的部门规范颁布，重性精神疾病患者管理进入基本公共卫生服务项目并借力国家新医改政策支持在全国社区推行，再到 2012 年社区精神卫生服务相关条款写入《精神卫生法》，2013 年该法律生效实施，社区精神卫生政策完成了从项目到部门规范，再到法律的政策构建历程。应该说，我国社区精神卫生政策的构建过程是公共政策发展的又一成功案例。

本研究的贡献主要有以下方面。

第一，揭示了中国社区精神卫生政策的演进脉络和关键推动因素。

基于丰富的经验材料，本研究揭示出，我国构建社区精神卫生政策的过程经过 686 项目酝酿阶段、试点先行和由点到面阶段、部门规范到法律阶段，重性精神疾病管理治疗政策的可及性和可操作性得以不断提升，从而使社区精神卫生政策逐渐完善。

本研究还揭示出，每一阶段有不同的关键因素促使政策发展。在 686 项目酝酿阶段，国际社会的倡导、政府动员、社会宣传、专业资源准备等是试点得以设立的促进因素。在试点先行和由点到面阶段，架构好执行政策方案的组织体系和服务网络这些政策工具，是政策构建的关键要素。在部门规范到法律阶段，加强部门规范执行的保障条件，强化组织体系和服务网络的执行能力，是奠定部门规范最终发展成为法律的基础。

第二，以政策过程理论为分析工具，阐释了这一演变过程的深层逻辑。

本研究揭示，问题源流中因缺乏治疗和管理而造成重性精神疾病患者对社会安全的损害，政治源流中政府高层解决重性精神卫生问题的决心，促进了问题源流和政治源流交汇，加之政策源流——既有社区精神卫生政策设想与探索的积累，终于开启了政策窗口，中国社区精神卫生政策的议程得以设置。

在政策方案的制定过程中，重点对我国重性精神疾病管理和治疗中存在的"三低一高"问题（低就诊率、低治疗率、低管理率、高致残率）做出了政策回应。通过686项目试点，完成了对方案目标、内容和工具的构建，针对问题选择了具有可行性且操作性强的政策目标，政策内容从宏观倡导、泛泛要求到不断细化和具体化，逐步提高了可操作性，同时架构并测试和修正了适合不同地区精神卫生服务资源状态的服务组织系统，政策方案可及性和可操作性逐步完备，从而促成了两项重性精神疾病管理治疗的部门规范出台。

在政策执行过程中，政策工具的构建仍然继续进行。提高患者就医能力、提升社区服务能力、加强服务机构建设、开展人员技术培训、建设信息管理系统等，使政策得到有效执行，也奠定了精神卫生立法的基础，从而最终实现部门规范向法律的跨越。

第三，系统论述了686项目试点对政策制定的贡献。

政策方案是否具有可及性和可操作性，与政策目标定位的准确性、政策内容的适宜性，以及构建恰当的政策工具直接相关。在这些方面，686项目试点通过对重性精神疾病管理治疗政策方案的测试和修正，提升政策方案的可及性和可操作性，提供实践现场。

政策试点具有特有的动力机制。在这一机制下，政策并不是要等到颁布以后才开始组织实施，而是先将政策方案在选择的试点开始执行；经过试点的实践探索，政策方案通过不断修改得到完善，进而颁布成为部门规范在全国推行，这又为立法打下基础。在686项目试点中，通过促进精神卫生服务系统主体有序的广泛聚集，完成社区精神卫生服务提供的组织框架搭建，实现对政策工具构建，并且不断调整组织系统使之适应各地精神卫生服务资源的现实状况。同时，在精神卫生专业资源相对不足的情况下，通过人员培训并组建多功能社区工作队伍，丰富实施社区精神卫生政策方案的人力资源队伍，并实现功能多样化。

政策试点的过程是一个充满创造性活力的过程。其中，行政系统和专业系统都具有建功立业的驱动力，表现为政府方面会为试点提供支持性环境，以及试点实施系统方面怀着创造性激情，对外部环境的支持做出专业性的积极反应。同时，在政策试点中，高水准项目设计具有的行业号召力，吸纳地方最有影响力的机构参与项目实施、行业知名专家参与项目培训和督导，设立专门管理机构和技术指导机构，基于资源调查结果的顶层设计和项目实施布局调整，进行地方积极性调动和资源投入等，保障了政策方案的可及性和可操作性。经由试点实施获得验证、测试和及时调整的政策内容，大大提升了政策方案的合理性和可行性，从而为它们被政府部门采纳颁布为部门规范提供了前提性条件。

第四，通过考察精神卫生政策执行系统主体活动的行为方式，阐述了系统主体在聚集后产生的系统功能非线性改变以及系统出现的多样性与复杂性变化，揭示了中国社区精神卫生政策演进的内生动力。

本研究运用政策子系统概念，以复杂适应系统理论为分析工具，考察了精神卫生政策执行系统——精卫CAS主体活动的行为方式及系统的内部模型、聚集、非线性、流、多样性、积木、标识等基本特征。精神卫生政策执行系统是一个复杂适应系统，系统的服务性主体（精神医疗机构、基层卫生机构等）、管理性主体（卫生行政部门、精神疾病防治机构等）、技术性主体（专业/行业组织、专家等）、辅助性主体（医药企业等）和服务对象（精神疾病患者和家属）通过彼此之间建立的服务与被服务、管理与被管理、供方与需方等关系，相互依赖和互动，彼此学习和适应，使系统得以生存和发展。由不同层级的服务性主体、管理性主体、技术性主体、辅助性主体聚集产生的精卫CAS，将精神医疗、康复等专业知识和行政管理、医疗机构、社区组织、企业资金等资源组织起来，产生可提供协调、持续和无缝服务的精神卫生服务系统，涵盖了"纵向到底、横向到边"的深度和广度，具有显著的非线性特征。各类主体之间通过信息、资金、物资等"资源流"的流动实现互动。精卫CAS具有的社会治理与社会公共服务属性和维护重性精神疾病患者基本治疗权益的共同价值追求，激励了系统不同主体的有序聚集，成为社区精神卫生政策演进的内生动力来源。

8.2.2 本研究的理论创新

（1）揭示了服务提供的组织系统在政策工具构建中的重要意义

第一，在发展中国家，构建服务提供的组织系统在政策工具构建中具有特殊的重要意义。

在发源于西方的政策工具理论中，服务提供的组织系统不被重视。例如，已有政策工具的类别划分有多种。我国学者陈振明（2003）将政策工具分为市场化工具、工商管理技术和社会化手段三种；西方以豪利特和拉米什的分类最为著名。他们根据国家对政策子系统的强制性程度，将政策工具划分为强制性工具、自愿性工具和混合性工具三类（豪利特，拉米什，2006）。但无论哪种分类，除了胡德的界定（见第2章"研究涉及的公共政策相关概念"），其下面列举的亚系统工具鲜有组织系统一项。在西方发达国家的背景下产生的政策工具理论，组织系统不被重视，自有其具体的政治社会原因。而在发展中国家，公共服务往往处于发展阶段，相应的服务提供组织系统自然也有发展空间。由于公共政策中提供公共服务需要一定组织为依托，而在发展中国家，制度性的公共服务正处于发展中，相应的组织体系也就需要同时进行构建，因此，构建作为政策工具的组织系统在发展中国家就是一个重要的任务。故此，在发展中国家迈向现代化国家的进程中，为推行公共服务政策，构建相应的组织系统则是政策工具中的重要内容。

本研究表明，社区精神卫生政策的制定中，确立并构建服务组织系统这一政策工具对于政策的实施至关重要。我国制度性的社区精神卫生服务是以 2004 年设立的 686 项目为标志开始发育的。而当时就面临着服务体系的结构性缺损，如多数区县精神卫生服务机构是空白。因此，政策试点一启动，相应服务组织体系的构建过程便同时开始了。经过探索，这一体系最终主要由项目行政管理系统和项目技术管理与服务系统两个子系统构成，前者由卫生部—省卫生厅—示范地市卫生局—项目区县卫生局构成四级项目行政管理系统，后者由国家项目办公室—省级项目办公室—示范地市精神专科医院（项目办公室）—项目区县—社区卫生服务中心／乡镇卫生院构成五级项目技术管理与服务系统。其中，或建立了新的机构（如各级项目办公室），或赋予现有机构以服务职责，并建立纵向和横向的沟通网络联系。很明显，这一组织体系是政策得以实施的基础性政策工具。

第二，服务提供的组织系统是政策目标和政策内容落地执行的支撑条件。社区精神卫生服务目标是在社区推行精神卫生服务，管理和治疗重性精神疾病患者。简言之，就是将精神医疗机构开展的一些技术和服务内容，下沉到基层卫生机构或者社区组织去开展。社区精神卫生服务提供是一场明显需要依靠专业医疗技术才能实现的社会运动，服务目标的实现和服务内容的实施，需要有一个服务的组织系统，包括相应的组织机构和人员去专门落实。否则，再好的政策目标和政策内容，失去政策工具的支撑，也会如空中楼阁一般缺乏根基无法落地。因此，架构社区精神卫生服务提供的组织系统是 686 项目政策工具构建的重要组成部分，也是政策方案执行的具体支撑条件。

（2）首次运用复杂适应系统理论剖析政策演进的内生动力

本书首次应用复杂适应系统理论研究分析中国精神卫生服务系统，对社区精神卫生政策演进的内生动力开展探讨。通过考察精神卫生政策执行系统——精卫 CAS 的主体构成，提炼了精卫 CAS 具有的内部模型、聚集、非线性、流、多样性、积木、标识的基本特征，从经济效益、健康效益、社会效益三个维度论述了各主体活动的行为方式，初步构建了精卫 CAS 主体的分析概念。服务性主体是精卫 CAS 的具体活动施行主体，通过帮助患者获得健康效益，同时也通过服务取得经济效益，从而维持机构生存与发展。管理性主体是精卫 CAS 的指挥中枢，工作体现了政府社会管理意愿，行为方式以追求健康效益、社会效益为主。技术性主体是精卫 CAS 的技术参谋，生存目标和动力源于实现服务的健康效益和社会效益，同时由于技术性主体中的个体本身就处在服务性主体中，所以存在对经济效益的间接追求。辅助性主体是精卫 CAS 演化的推手，在现代社会提倡企业社会责任的大背景下，虽然身为企业或利益团体，也会将健康效益及社会效益设为其发展的目标。服务对象是精卫 CAS 的具体活动施行的客体，他们通过获得 / 购买服务从而治愈或者控制疾病，回归正常生活，是精卫 CAS 活动的具体获益群体。

诸多外部环境，如社会经济发展水平、人文环境、国家卫生政策、国际倡导等软环境，精卫 CAS 所在地的自然地理条件、物质条件等硬环境，是精卫 CAS 演化的刺激源。

8.3 理论思考与讨论

8.3.1 对复杂适应系统理论应用的讨论

复杂适应系统理论将参与政策过程的机构、关键人物、组织等视为有生命的主体，这些主体构成了复杂适应系统（米勒，佩奇，2012）。复杂适应系统不断进化的内生动力在于，系统的各主体为求得自身的生存和发展空间，相互之间以及与外界环境不断地交换信息、不断地相互适应并适应变化的环境，存在连续不断的达尔文式选择；在主体不断地发生交互作用和适应环境的过程中，系统也变得更为复杂，从而主体的适应性造就了系统的复杂性（霍兰，2011）。社区精神卫生试点中，政策方案的测试和修正过程意味着主体在适应不同地区的精神卫生服务资源现状时，在试点实践中不断进行调整与修正，进而导致不同地区系统架构模式创新，政策方案的实施组织系统、实施路径和操作手段则在不断的系统创新中提升了可及性与可操作性。

金登认为公共政策的制定过程有很强的结构性；尽管公共政策的制定过程非常复杂，也能够从"一些非常复杂、流动并且似乎不可预测的现象中发现模式和结构"（金登，2017）。复杂适应系统理论的开创者霍兰是计算机科学与电子工程教授，遗传算法发明人。他认为 CAS 主体的行为由一组规则决定并遵循"刺激—反应规则"，任何 CAS 的建模工作主要都归结为选择和描述有关的刺激与反应，因为各个分主体（component agents，也可以理解为系统"积木"）的行为和策略都由此而确定（霍兰，2011）。至今，复杂适应系统理论已经在经济学、计算机、自动化技术、数学、系统科学、金融、教育学、医学等领域广泛应用，多数研究都将适应性建模作为研究终点（张鹭鹭，2003；张鹭鹭 等，2003）。米勒和佩奇也展示了将经济学、政治学、生物学、物理学以及计算机科学的思想结合起来的对复杂适应社会系统建模的社会生活计算模型（米勒，佩奇，2012）。

对于公共政策过程研究来说，发现政策过程的规律、结构和主体交互模式、建立适应性模型，可以视为研究寻求的目标。但是，社会生活的复杂、多样和多变，公共政策发展过程看上去既"扑朔迷离"又"复杂纷繁"，如果以系统建模作为研究复杂适应社会系统的目标，无疑将阻挡复杂适应系统理论在社会科学领域的应用步伐，也会使推崇非线性发展的复杂适应系统理论陷入"线性"思维模式。从认识论的角度来看，复杂性理论本身是一个认识论，其关键不再是世界的本质属性如何，而是我们如何应对、认识这个世界（丁榕俊，2016）。复杂适应系统理论为人们认识、诠释复杂的社会系统提供了一种思想方法和思维方式，是对社会系统的运动和演化规律的认识上的飞跃。本书即基于复杂适应系统理论的思想方法和思维方式，分析社区精神卫生政策演进过程的具体应用研究。同时，由于对精神卫生服务复杂适应系统的研究还在初始阶段，本研究在一定程度上存在局限性。

8.3.2 本研究的局限性

由于篇幅、研究聚焦、研究者角色影响等方面的局限性，本研究也存在一些不足，在后续研究中拟有针对性地加强和弥补这些不足。

（1）对中国社区精神卫生政策发展研究的局限性

我国发展和构建社区精神卫生服务政策的历史是一部恢宏的、正在发展中的公共政策构建的"大戏"，具有丰富的研究主题与内容。本书主要研究了1998—2013年的政策发展总框架及其演进背景，探讨了在686项目酝酿、试点先行和由点到面、部门规范到法律的不同阶段的政策构建过程。

在研究精神卫生政策发展方面，社区精神卫生政策发展具有丰富的研究内容。例如，研究中国组织社区服务的历史、发展过程中遇到怎样的问题和困难、克服问题与困难的过程，提出未来社区精神卫生服务发展政策的借鉴和参考，以及完善精神卫生服务系统的建议；研究社会对待精神疾病的观念、贫困等对社区精神卫生政策的影响；研究现行社区精神卫生政策存在的问题，包括政策文本本身的问题、执行过程中的问题、执行后可能出现的问题；分析评估社区精神卫生政策实施的效果、效用和效益；等等。

在公共政策研究方面，具体到对 1998—2013 年的社区精神卫生政策演进的研究，也有多个研究视角。本书仅仅采掘和研究了这一时期社区精神卫生政策发展的总体框架，对政策目标确立、政策内容确定、政策工具构建、测试和修正的过程进行了分析，初步探讨了政策演进的内生动力。在这一政策演进的过程中，政治动员与政府组织、专业机构动员与社会环境支持、社会和行业组织动员、精神卫生政策企业家团体和政策共同体的作用等，都是值得今后进一步研究发掘的丰富课题。

（2）对精神卫生服务复杂适应系统研究的局限性

复杂适应系统的主体以获取最佳绩效为目标，以不同的方式与环境持续地相互作用，不断"学习""积累经验"并进行反馈，产生聚集从而改变自身的结构和行为方式，系统则经由主体的聚集、竞争、合作、适应、演化，创造出极大的多样性和新颖性，实现系统结构和功能涌现（霍兰，2011）。本书在对精神卫生服务复杂适应系统的研究论述中，将精卫 CAS 的主体抽象为服务性主体、管理性主体、技术性主体、辅助性主体和服务对象等几大类型，并描述了每类主体在精卫 CAS 中的行为方式和系统的基本特征。

但是在微观层面，除服务对象外，这些主体均是由一个个具体的机构或组织组成，即使在同一类主体中，不同机构的服务内容、性质和政府保障条件也有较大差别。例如，组成服务性主体的机构有精神专科医院、综合医院精神科、社区／乡镇卫生机构、社区康复／看护机构等。尽管，这些机构在精卫 CAS 中都被冠以"服务性主体"名称，并且都在精卫 CAS 中承担服务性功能，然而，在现实生活中，医疗机构、基层卫生机构、康复机构之间，无论在机构的功能、服务的内容方面，还是在政府的财政保障条件等方面，均有较大差异。同时，这些机构间的差异不仅体现在不同服务性质的机构间（如医疗机构、基层卫生机构、康复机构等），就是同一服务性质的机构（如精神专科医院），由于机构所处的地域差异，举办主体不同（如政府举办、企业举办、个人举办等），具体的技术能力不同，也影响同一服务性质机构间的同质化程度。

社会系统的许多特征是系统主体自组织的结果，自组织提供了系统涌现的动力和机制，同时系统主体的非线性与交互效应又促使社会系统演变的复杂化（米勒，佩奇，2012）。虽然本书首次应用了复杂适应系统理论研究分析精神卫生服务系统，但是，本书对精神卫生服务复杂适应系统的研究只是如蜻蜓点水般的"点到为止"，具有局限性。未来，一方面，需要进一步在微观层面对构成精卫 CAS 主体的具体机构进行研究，从机构的自组织和自适应方面，观察与其他机构和外界环境的交互作用；另一方面，需要继续在相对宏观的层面，研究精卫 CAS 主体多层级聚集后，出现的精神卫生服务系统功能的非线性变化和交互效应带来的整体系统能力提升。

（3）访谈人物选择可能的偏性

本书中深度访谈的关键人物大多数（11/12）具有精神科医师背景，许多人（8/12）是我国精神卫生行业的领军人物，这些人本身就是精神卫生的政策企业家，多数人具有国际学习背景和长期对外交流合作的经历，因而可能有对一些问题的认识或者观点与判断，如构建社区精神卫生服务体系和服务网络的方式等，与普通专业技术人员、管理人员有所不同。

未来，建议扩大研究对象的覆盖范围和数量，针对不同经济社会发展水平的地区和不同层级的研究对象继续开展质性研究与定量研究。

（4）研究者本身的影响

笔者是参加 1998—2013 年我国社区精神卫生政策的设计、实践、决策全部过程的"局内人"，同时，笔者与多数（8/12）参加深度访谈的关键人物为一起共事多年的同事及朋友，在访谈前均向被访谈者公开自己的博士研究生身份并介绍研究目的。

当研究者为研究案例的"局内人"时，陈向明（1997）认为"局内人"可以比较透彻地理解研究对象的思维习惯、行为意义以及情感表达方式，在构建研究结果时，"局内人"可能比较容易考虑到研究对象看世界的视角，在充分尊重对方的基础上呈现研究的结论；但是，由于"局内人"之间通常享有一些共同的观念和思维方式，研究者与研究的现象缺乏一定距离，可能会对被研究者的某些语言和行为所隐含的意义失去敏感性，并且在研究时较难保持一种相对客观的心态，在为研究做结论时不容易保证一种相对中立的立场。本研究中，笔者在发挥"局内人"优势的同时，也尽可能采取客观的态度，遵循一定的资料采用原则，尽量避免研究者的主观性和个人倾向性，最大可能地、客观地呈现并还原出事件及事件过程的原貌。另外，笔者 2013 年 10 月轮岗到疾控局其他处任职，研究时已经有近 5 年时间离开精神卫生领域，目前为精神卫生"局外人"。"局外人"的状态，利于笔者在研究中与研究案例保有一定距离，利于对案例的客观观察和分析。

为客观呈现案例事实，笔者对研究资料的采用遵循以下原则。第一，针对事件的内容，优先采用正式公布的政策文件，或者已经公开发表和出版的研究学术文献、政府研究报告、培训教材等。第二，针对事件的过程，按照政策文件正式公布的时间，或者已经公开发表和出版的学术研究文献、政府研究报告、培训教材等记载的时间先后，对事件进行排列整理。第三，针对事件中的培训人数、经费等数据，首先采用已经公开发表的文献、报告、教材中的数据，其次采用收集到的档案材料所记载的数据，最后采用关键人物提供的数据。第四，在进行关键人物深度访谈时，严格按照事先拟定的访谈提纲开展访谈，尽可能避免超出提纲的问题。

8.4 政策建议

我国改革开放的几十年间经济发生了翻天覆地的变化，人均 GDP 从1978 年的 685 美元提高至 2016 年的人均 8113 美元，是改革开放之初的10 多倍（吴晓灵，2017）。与经济飞速发展相伴相行的，是快速、剧烈的社会变迁，工业化、城镇化、人口老龄化、疾病谱变化、生态环境及生活方式变化等，给健康带来新的挑战。中国开始面临很多高收入国家曾经历过的挑战和压力，慢性非传染性疾病死亡占比超过 80%，已成为最主要的健康威胁。吸烟、久坐不动等生活方式、饮酒等高风险行为，以及空气污染等环境因素，给中国居民的健康带来日益严重的危害。随着快速的社会变迁，公众对精神卫生服务的需求更为丰富和多层次：一是政府和社会始终高度关注重性精神疾病管理治疗的服务需求；二是抑郁症、焦虑症等常见精神疾病患病增加带来的精神卫生服务需求越来越被社会、公众认可和接受；三是社会快速人口老龄化，老年人家庭的精神卫生服务需求快速增长；四是社会文化转变所致心理冲突带来的心理行为问题和城市流动人口、农村留守儿童、老年人的心理卫生问题对精神卫生服务的需求等。

我国政府 2009 年实施新医改至今，医改已经进入深水区和攻坚期。在新医改中，建立分级诊疗制度，使用多学科服务团队和服务联合体来促进防治结合，让资源下沉到基层，完善区域卫生服务规划等服务提供体系改革的核心内容，虽然已取得重要的进展，但主要限于试点项目。这些改革措施的实施有难度，进一步推广也需要假以时日。因此，2016 年《"健康中国 2030"规划纲要》提出促进心理健康，创新医疗卫生服务供给模式，全面建成体系完整、分工明确、功能互补、密切协作、运行高效的整合型医疗卫生服务体系等发展目标。

本书研究了在试点实践中的社区精神卫生政策演进的过程，揭示了社区精神卫生政策过程各阶段的关键要素，初步探讨了促进社区精神卫生政策发展的内生动力。本书可以为健康中国建设实现"促进心理健康"目标、建立"分级诊疗制度"有所借鉴，期望能够为进入深水区和攻坚期的中国医改提供走出困境的可能的解决方案。

8.4.1 对精神卫生服务发展的政策建议

精神健康是健康的重要组成部分，进入 21 世纪后世界卫生组织进一步提出"没有精神健康就没有健康"的观点（张明园，2012）。《"健康中国 2030"规划纲要》提出促进心理健康目标，确定了开展全民心理健康科普、突发事件心理危机干预、抑郁症和焦虑症等常见精神障碍和心理行为问题干预、严重精神障碍患者救治救助管理和社区康复等工作任务。围绕实现目标和任务，卫生部等部门提出了工作措施，包括：开通心理援助热线电话，建立心理危机干预队伍，在学生等重点人群所在场所设立心理咨询与心理危机干预中心，在区县级综合性医院设立精神科并在人口多且资源不足的区县建设精神专科医院，建设精神障碍社区康复服务体系等（国务院办公厅，2015a）。

目前，我国已经初步建立了以服务重性精神疾病管理治疗为主的医院社区一体化的精神卫生服务系统，基本实现了患者从精神医疗机构回到社区治疗和管理的目标（Yan et al.，2023）。虽然目前系统还不尽完善，服务质量和规范管理程度还有较大的提升空间，同时与社区管理治疗相衔接的社区康复服务网络仍在培育之中，但是以地市为基础构建单元的中国精神卫生服务系统主干已建设完成，实现了将全国绝大多数精神医疗机构、所有基层卫生机构进行层级化连接的目的。

为此，本书提出发展精神卫生服务的政策建议。

一方面，继续提升现行精神卫生服务系统运行质量，完善管理制度、细化管理措施，不断强化服务系统中机构的有序聚集和层级化管理，通过为患者提供管理治疗服务提升系统整体经济效益和社会效益。按照分级诊疗制度要求，继续做好医院与社区间的双向转诊、点对点技术支持和指导、社区患者关爱帮扶小组等制度建设，做好定期报告制度、基层工作目标考核、上级对下级日常督导和技术指导等工作，促进社区康复机构建设。

另一方面，在已经初步建成的医院社区一体化的精神卫生服务系统基础上，不断拓展现有服务系统的功能。

①完成精神卫生服务体系与精神康复服务体系在社区的对接。精神卫生服务体系主要服务于患者的医疗康复，而精神康复服务体系重在提供患者生活能力和职业技能的康复活动，二者既有联系又有不同。对具体的精神疾病患者而言，医疗康复与生活能力和职业技能康复紧密联系，无法截然分开，因此社区精神康复服务可以视为社区精神卫生服务的必要延伸，需要建立各类人员（如医疗卫生人员、社会工作者、康复人员）组成的工作团队，加强机构和人员协作。

②逐步将抑郁症、焦虑症等常见精神障碍诊疗工作纳入已经建立的社区精神卫生服务体系中，施行分级诊疗。一要加强综合医院精神科建设，拓宽精神卫生人力资源来源渠道；二要努力提升社区诊治常见精神障碍的

能力，利用已经建立的医院社区一体化精神卫生服务系统的技术指导机制，逐步培训有能力、有条件的社区医疗人员，开展抑郁症、焦虑症等常见精神障碍诊断和治疗，帮助社区提高技术能力和水平，有效补充精神卫生人力资源，为建立常见精神障碍的分级诊疗制度打好基础。

③将心理治疗和心理咨询服务纳入精神卫生服务体系。随着经济社会不断发展，心理治疗、心理咨询服务在精神卫生服务中的作用和地位愈加凸显。传统上，心理治疗、心理咨询服务的提供者主要是精神科医师、心理学专业人员、社会工作专业人员等，提供服务的机构有医疗机构、心理服务场所等。广义的精神卫生包括了精神疾病的预防、治疗和康复，以及心理健康的维护和促进，以使个体更好地生活和适应社会（张明园，2012），我国精神卫生立法采用了精神卫生的广义概念。《精神卫生法》第二章"心理健康促进和精神障碍预防"、第三章"精神障碍的诊断和治疗"分别将有关心理咨询服务、心理治疗服务条款写入了法律。这意味着，《精神卫生法》涵盖的服务人员和服务机构范围，已经超越了传统的医疗卫生人员和医疗机构的范围。健康中国建设明确提出了"促进心理健康"的政策目标，但是现行卫生人事管理政策不能完全涵盖现行从事心理咨询服务和心理治疗服务的人员，心理咨询和心理治疗服务机构也未在现行的医疗机构管理范围之中。

未来，心理咨询和心理治疗相关政策内容与政策工具只有突破原有政策藩篱，才能够获得发展动力。精神卫生服务系统具有明确的共同价值目标，可以激励系统主体有序聚集，因此，建议精神卫生服务系统拓展系统范围和视野，寻找新的系统价值目标，并在新的系统价值目标下促进心理咨询和心理治疗主体的有序聚集，从而完成心理咨询和心理治疗服务主体纳入精神卫生服务系统的政策内容与政策工具的构建。

8.4.2 对建立分级诊疗制度的政策建议

分级诊疗是目前公认解决"看病难、看病贵"问题的有效途径之一。分级诊疗制度建设是新时代医疗卫生供给侧结构性改革的基础，也是全面深化医改的核心，是优化资源配置、提高卫生系统绩效、促进合理有序就医的治本之策（饶克勤，2018）。2009 年新医改政策提出逐步建立分级诊疗制度的目标，在 2015 年又进一步出台文件具体提出分级诊疗的"基层首诊、双向转诊、急慢分治、上下联动"四个原则，分级诊疗制度写入了 2016 年《"健康中国 2030"规划纲要》成为"创新医疗卫生服务供给模式"的关键政策制度。

分级诊疗是指将疾病按轻、重、缓、急以及治疗的难易程度进行分级，不同级别的医疗机构承担不同疾病的治疗，实现基层首诊和双向转诊（李玲，2018）。分级诊疗的核心是深刻调整资源布局，改变资源高度集中在急性期治疗的现状，以此带动服务体系布局调整（肖月，赵琨，2015）。总的来说，分级诊疗的目的是提高医疗卫生服务体系的效率、公平性、可及性和可负担性，促进形成科学合理的就医秩序（方鹏骞 等，2016）。分级诊疗制度建设是"健康中国"战略中的五项基本医疗卫生制度建设的首要环节。

虽然国家强力推行分级诊疗制度建设，各地也有积极的行动，但是目前分级诊疗制度构建还处于起步阶段，部分工作仍在试点探索（张奕 等，2018）。研究发现，我国医疗卫生服务供给存在结构性矛盾：一是资源短缺，供给总量尤其是优质资源不足；二是配置不均，城乡、区域、人群之间不平衡；三是重治轻防，公共卫生疾病预防功能弱化；四是结构失衡，医疗体系"倒三角"现象加重；五是人才队伍问题，基层和全科医生素质是短板（饶克勤，2018）。制约分级诊疗推行的制度性缺陷主要有：①分级诊疗制度设计不完善，表现为医疗机构的功能定位不明确、医疗联合体的分工协作机制不健全、"三医联动"配套政策不完善等；②"被动式"分级诊疗缺乏激励机制，与医疗机构筹资支付制度扭曲、医务人员劳务价值扭曲、激励约束机制扭曲、缺乏完善的绩效考核有关；③基层卫生服务能力较弱、药品供应不足等，导致患者基层首诊实现程度低；④信息化建设不完善，健康与卫生信息"碎片化"现象，降低了卫生服务效率（饶克勤，2018；方鹏骞 等，2016）。差异化医保支付政策被认为是引导群众分级就医和实现分级诊疗的重要措施。然而，有研究发现，差异化医保支付政策对推动分级诊疗的作用甚微（胡大洋，2017），因为差异化医保支付政策简单地采取经济手段而忽视三级医院虹吸效应和民众就医心理，也不能解决基层医疗机构能力不足和医疗机构利益驱动等问题（高和荣，2017）。在实践中，分级诊疗的实现路径、实施的操作手段和方法还存在许多问题，构建政策制度之路仍在探索中。

2016 年，世界银行，世界卫生组织和中国财政部、国家卫生和计划生育委员会、人力资源和社会保障部等联合发布《深化中国医药卫生体制改革：建设基于价值的优质服务提供体系》研究报告，建议根据以人为本的一体化服务模式打造"分级诊疗"卫生服务提供体系，构建由相互联系的各层级供方组成的功能完备、为居民健康负责的医疗服务网络（世界银行集团 等，2016）。报告提出八个核心行动领域及实施策略。①基层首诊制（实施策略包括：病人登记签约服务、风险分层、守门人制度，确保可及性）。②跨学科团队（实施策略包括：团队的构成、职能和领导，为患者量身定制个性化服务计划）。③纵向整合（实施策略包括：在纵向整合的网络中，明确各级各类机构的职责；服务供方间的关系；形成医疗卫生机构网络）。④横向整合（实施策略包括：各级各类医疗机构之间的整合；围绕客户需求组织服务，推进更加以病人为中心的服务）。⑤医疗电子信息化（实施策略包括：统一的电子病历系统、沟通和服务管理功能、互联互通）。⑥统一的临床路径和双向转诊制度（实施策略包括：统一的临床路径促进服务一体化和决策支持、在一体化服务网络中的双向转诊路径）。⑦测量与反馈（实施策略包括：标准化绩效指标；持续不断的反馈循环，促进质量改进）。⑧认证（实施策略包括：供地方和国家使用的认证标准、机构要得到认证需达到的指标）。其中，纵向整合是分级诊疗的关键，是指各级医疗卫生机构之间进行合作以保证服务的协调性和连续性，需要重新定义各个机构的角色，确定不同卫生机构的具体服务范围，以及上级机构如何通过监督、技术援助及合作向下级机构提供支持。横向整合是以患者的需要为核心，目的在于提供更加全面、完整的服务，包括保健、预防、治疗、康复和临终关怀服务。

对照本书对中国社区精神卫生政策演进过程的研究，不难发现我国社区精神卫生政策构建已经涵盖了分级诊疗制度的部分核心领域和实施策略。例如，组建686项目社区跨学科团队，以地市为单元建立的地市—区县—社区精神卫生服务系统，整合精神疾病患者的治疗、管理和康复服务的医院社区一体化精神卫生服务网络，连接精神医疗机构和基层卫生机构的全国精神疾病患者管理信息系统，定期的工作考核和督导等。从构建分级诊疗制度的视角来看，我国以重性精神疾病管理治疗为主要内容的社区精神卫生政策构建，应该属于分级诊疗制度构建范畴。

围绕构建分级诊疗制度，世界银行，世界卫生组织和我国财政部、卫生部、医保局等部门"三方五家"的研究报告已经给出政策目标和政策内容的建议，即分级诊疗制度的政策目标是建立以人为本、以患者为中心的一体化服务模式。但是没有同时给出实现这一目标的政策工具，即实现政策目标的具体化操作手段与方法，以及达成政策目标所需的组织系统。

本书对建立分级诊疗制度提出如下政策建议，期望能够为助力医改走出深水区提供借鉴。

第一，构建分级诊疗系统的关键是确立明确的系统共同价值目标，以激励参与分级诊疗系统构成的医疗卫生机构、政府部门、相关利益群体、患者等系统主体形成分层有序的广泛性聚集。明确共同价值目标，促进系统主体在与其他主体和环境的交互中平衡自身的利益追求与系统共同价值目标的关系，在系统演化过程中为实现共同价值目标形成有序的广泛聚集，从而产生向实现目标方向演化的正向动力，避免能量互耗，最终形成具有可及性和可操作性的实现政策目标的操作方法与组织系统。

第二，对医疗卫生问题的恰当分解，有助于分级诊疗系统共同价值目标的确立。当前，我国面临传染病防控、慢性病患病增加的双重挑战，以及伤害疾病负担增加导致的劳动生产力损失，所以分级诊疗系统大致可以分为三个大类：传染病防控系统、慢性病防治系统、伤害防控系统。传染病防控系统要实现的最高共同价值目标是维护国家公共卫生安全和生物安全，慢性病防治系统的共同价值目标则是减少患病降低残疾促进健康老龄化，而伤害防控系统的共同价值目标应为降低伤害致死致残保护劳动生产力。不同的系统共同价值目标，也决定了系统的构建和运行方式。需要特别指出的是，虽然精神疾病在疾病分类中属于慢性病范畴，但因重性精神疾病防治兼有维护民生和社会稳定、保护患者权益等社会目标价值，故应作为独立的一类疾病防治系统进行建设，而不宜简单化地将其归入慢性病防治系统中。

第三，分级诊疗系统的构建方式，要立足于系统已有的卫生资源数量、质量和分布，做好顶层设计。由于各地区医疗卫生工作发展不平衡，卫生资源存在结构性矛盾，尤其是地区差异明显，并且多数卫生资源的分布与中国科层化的政府行政管理组织结构有较大出入。构建分级诊疗系统应当以全国分类别的卫生资源调查结果为基础，确定适宜的分级诊疗制度建设层级：一方面，要制定规划进行统筹安排；另一方面，要授权相应层级的地方政府放手构建布局区域内的分级诊疗系统，允许出现多样化的系统组织形态，以适配各地卫生服务资源千差万别的实际现况。

附　录

附录 1：访谈提纲

1. 精神卫生覆盖范围从心理健康到心理行为问题再到精神疾病，涉及所有人群、全生命周期，在众多的精神卫生问题中：

您认为目前（2018 年 5—7 月）需要解决的首要问题是什么？为什么？

在 2000 年左右，您认为当时需要解决的首要问题是什么？为什么？

2. 除 686 项目外，据您所知，新中国成立以来中国组织过哪些全国性的社区精神卫生服务行动（或项目）？效果（结果）如何？

3. 作为精神科医师（或者精神病医院院长、项目管理者、卫生行政官员、公共卫生学院 / 法学院教师等），请谈谈您对建立医院社区一体化的精神卫生服务的看法。

在促进社区精神卫生服务方面，您参加过哪些工作？为什么参加这些工作？

您参加过哪些 686 项目工作？为什么参加这些工作？

4. 在实施 686 项目过程中，你市（省）的精神卫生服务网络是如何组建的？这样的组建方式有何优点？有何缺点？

5.（当访谈对象是核心专家组成员时询问）卫生部"打工队"在 686 项目中发挥了哪些作用？

6. 为什么防治重性精神疾病需要政府出钱？

7. 请谈谈您对未来社区精神卫生服务的期许和展望。

附录 2：1998—2013 年中国（社区）精神卫生发展大事记

1998 年

卫生部将精神卫生纳入公共卫生。

1999 年

卫生部 /WHO 精神卫生高层研讨会举办。

2000 年

卫生部组织精神卫生日宣传活动（之后每年都举办）。

2001 年

1. 中国政府领导人承诺加强精神卫生。

2. 卫生部等部门召开全国第三次精神卫生工作会议。

2002 年

1. 卫生部等部门发布《中国精神卫生工作规划（2002—2010 年）》。

2. 中国疾病预防控制中心精神卫生中心成立。

2004 年

1. 国务院办公厅转发《关于进一步加强精神卫生工作的指导意见》。

2. 重性精神疾病管理治疗项目通过中央转移支付地方公共卫生项目立项。

2005 年

重性精神疾病管理治疗项目（686 项目）实施。

2006 年

1. 成立卫生部疾控局精神卫生处。

2. 设立国家精神卫生项目办公室。

3. 卫生部发布《重性精神疾病监管治疗项目管理办法（试行）》和《重性精神疾病监管治疗项目技术指导方案（试行）》。

4. 国务院批准建立精神卫生工作部际联席会议制度。

5. 卫生部等将社区精神卫生服务列入社区公共卫生服务。

2007 年

社区精神卫生服务写进《卫生事业发展"十一五"规划纲要》。

2008 年

卫生部等 17 部门发布《全国精神卫生工作体系发展指导纲要（2008—2015 年）》。

2009 年

1. 卫生部发布《重性精神疾病管理治疗工作规范》（2009 年版）。

2. 卫生部发布《国家基本公共卫生服务规范——重性精神疾病患者管理服务规范》（2009 年版）。

3. 社区重性精神疾病患者管理服务成为国家基本公共卫生 9 项服务之一。

2010 年

1. 卫生部疾控局在成都召开"全国重性精神疾病管理治疗工作会议"。

2. 国家发展改革委、卫生部、民政部印发《精神卫生防治体系建设与发展规划》。

3. 中央投入 91 亿元建设和改善精神医疗机构。

4. 中央投入 1.49 亿元为精神专科医院和综合医院配置基本医疗设备。

5. 重性精神疾病防治工作纳入各级卫生部门创建"平安医院"工作考评。

2011 年

1. 国家重性精神疾病信息系统的第一期建设项目"国家重性精神疾病基本数据收集分析系统"建成并投入使用。

2. 卫生部发布卫生行业标准《疾病管理基本数据集 第 3 部分：重性精神疾病患者管理》（WS372.3-2012）。

3. 卫生部启动精神卫生专业人才培养项目。

4. 重性精神疾病管理治疗工作纳入国家加强和创新社会管理工作。

2012 年

1. 全国人大常委会颁布《中华人民共和国精神卫生法》。

2. 卫生部发布《重性精神疾病信息管理办法》。

2013 年

1.《中华人民共和国精神卫生法》正式实施。

2. 国家卫生计生委发布《严重精神障碍发病报告管理办法（试行）》。

3. 国务院转发《关于加强肇事肇祸等严重精神障碍患者救治救助工作实施意见》。

4. 国家卫生计生委办公厅印发《关于做好综合医院精神科门诊设置有关工作的通知》。

5. 国家卫生计生委办公厅印发《精神障碍治疗指导原则（2013 年版）》。

附录 3：2004—2013 年 686 项目活动及其外部环境一览表

财政经费年度[①]	经费	项目实施年份	项目活动	外部环境
2004 年	中央财政 686 万元 地方各级财政 136 万元	2005 年	30 省（自治区、直辖市）设 60 个示范区县，人员培训项目	政策支持： 《中国精神卫生工作规划（2002—2010 年）》 专家支持： 核心专家组
2005 年	中央财政 1000 万元 地方各级财政 410 万元	2006 年	加入患者治疗、管理内容 出台《重性精神疾病监管治疗项目管理办法（试行）》及技术指导方案（试行），成立专家组	机构支持： 中国疾病预防控制中心的精神卫生中心（挂靠在北京大学第六医院）、上海精神卫生中心、湘雅二院、华西医院等 学界动员： 中华医学会精神病学分会、中国医师协会精神科医师分会等
2006 年	中央财政 1500 万元 地方各级财政 1057 万元	2007 年	加强项目质量管理 诊疗标准、评估一致性、标准化病历书写等培训	政策支持： 《卫生事业发展"十一五"规划纲要》首次纳入精神卫生工作要求 国务院批准成立"精神卫生工作部际联席会议制度"，共有 17 个成员单位 机构动员： 项目执行医院 学界共识： 其他精神卫生培训资源向 686 项目地区机构倾斜

---

① 此处表示为自然年份。其中 2004—2008 年的经费均为当年底拨付，第二年使用。2009 年起为当年付，当年使用。686 项目各个年份中央财政经费和地方各级财政配套经费来源于国家精神卫生项目办统计资料。

续表

财政经费年度	经费	项目实施年份	项目活动	外部环境
2007 年	中央财政2735 万元地方各级财政601 万元	2008 年	项目实施主体从区县升级为地市，在 54 个地市和直辖市实施项目区县 61 个增加个体服务计划（ISP）	政策支持：17 部委出台《全国精神卫生工作体系发展指导纲要》，提出开展重性精神疾病管理治疗工作
2008 年	中央财政4149 万元地方各级财政1223 万元	2009 年	项目覆盖 113 个地市要求原示范地市扩大覆盖区县的数量，项目区县数量增加到200 个	政策支持：出台《国家基本公共卫生服务规范——重性精神疾病患者管理服务规范》（患者基础管理）启动医改支持的"国家基本公共卫生服务项目"，提供基层卫生机构开展患者管理服务经费出台《重性精神病管理治疗工作规范》，提出患者"基础管理""个案管理"概念，与基本服务项目衔接
2009 年	中央财政5000 万元地方各级财政1464 万元			
2010 年	中央财政7158 万元地方各级财政1843 万元	2010 年	项目覆盖 160 个地市，项目区县数量 671 个增加精神医疗机构对基层卫生机构的指导经费拨款时间提前，2011年 6 月 30 日前完成减去社区随访经费，由国家基本公共卫生服务项目经费支持	部门支持：出台《精神卫生防治体系建设与发展规划》，549 所机构基建精神卫生体系建设设备补助项目，608 所机构配备设备政府动员：卫生部疾控局在成都市召开"全国重性精神疾病管理治疗工作会议"80% 的区县实施"国家基本公共卫生服务项目"，开始为重性精神疾病患者建立健康档案，进行随访要求重性精神病（20%）登记和诊断，经费支持重性精神病防治，纳入卫生部门创建"平安医院"工作考评

续表

财政经费年度	经费	项目实施年份	项目活动	外部环境
2011 年	中央财政6000 万元地方各级财政4477 万元	2011 年	项目覆盖 170 个地市项目区县数量 766 个强调提升服务网和管理网的管理质量服务网 3 项基本要求：1. 双向转诊：社区卫生服务机构/乡镇卫生院与精神专科医院建立双向转诊机制；2. 点对点技术支持：精防医生与上级精神科医生建立点对点的技术支持关系；3. 建立患者关爱帮扶小组管理网 3 项基本要求：1. 定期报告（月报、年报）；2. 目标考核；3. 日常督导	技术支持：重性精神疾病基本数据收集分析系统建成并投入使用学界共识：人才培养专项经费 280 万元，以 686 项目执行医院为主的集中培训政策支持：中共中央、国务院发布《关于加强和创新社会管理的意见》《中华人民共和国精神卫生法（草案）》进入审议冲刺阶段
2012 年	中央财政9387 万元地方各级财政10487 万元	2012 年	在全国 226 个地市，1652 个区县建立网络有 300 多万患者建立了社区档案提高患者管理治疗质量，要求：双向转诊、急慢分治、分级诊疗、全程管理	政策支持：《中华人民共和国精神卫生法》由全国人大常委会审议通过
2013 年	中央财政9387 万元地方各级财政11305 万元	2013 年	项目覆盖 275 个地市项目区县数量 1926 个依法开展工作，项目为补充	政策支持：《中华人民共和国精神卫生法》5 月 1 日生效印发《关于做好综合医院精神科门诊设置有关工作的通知》发布《加强肇事肇祸等严重精神障碍患者救治救助工作的意见》发布《严重精神障碍发病报告管理办法（试行）》印发《精神障碍治疗指导原则（2013 年版）》

附录 4：2014—2023 年中国精神卫生政策发展简述

2013 年 5 月 1 日，《中华人民共和国精神卫生法》生效实施，我国精神卫生工作进入法制化管理轨道。2014—2023 年，国家出台全国精神卫生工作规划，组织开展心理健康促进专项等行动。中央和地方政府大幅度增加了对精神卫生工作的投入，加强精神卫生专业人员培养，通过中央转移地方严重精神障碍管理治疗项目①（686 项目）提升全国社区精神卫生服务体系和网络的服务能力，先后组织开展了全国精神卫生综合管理试点、全国社会心理服务体系建设试点，促进了社区精神卫生服务的多部门合作政策出台，探索了社会心理服务的政策措施。

1. 提升社区精神卫生服务能力

2014 年中央财政支持的 686 项目经费从 2013 年的 0.94 亿元大幅度增加到 4.73 亿元。其中，专门用于社区精神卫生服务的经费增加了 2.31 亿元，全面提高了对社区居家患者的筛查与诊断、应急处置、康复与护理教育，提高了省级、地市级、区县级精神卫生专业机构人员到社区开展随访与管理技术指导、对项目实施进行质量控制的支持力度。中央财政还在 686 项目中增加了 0.76 亿元能力建设经费，支持省级、地市级、部分区县级精神卫生专业机构购置基本诊疗设备，增加 0.73 亿元经费用于全国精神卫生综合管理试点建设。2018 年后，686 项目更名为"中央补助地方精神卫生项目"，同时综合管理试点经费，调整用于支持社会心理服务体系建设试点、常见精神障碍防治、儿童青少年心理健康促进等。2014—2023 年，中央财政每年对 686 项目投入在 4.72 亿元（2017 年）到 7.08 亿元（2021年），年均投入经费 5.4 亿元，2023 年为 6.72 亿元。同期，地方各级财政

---

① 因《精神卫生法》采用"严重精神障碍"而非"重性精神疾病"，故 686 项目做此相应更名。

也大幅度增加了对社区精神卫生服务的投入。

随着社区精神卫生服务需求增长，基层精神科医生严重缺乏问题凸显（国家卫生健康委疾控局，2020）。2014年《国家卫生计生委办公厅关于精神科从业医师执业注册有关事项的通知》发布（国家卫生计生委办公厅，2014a），对非精神科临床医师转岗精神科和加注精神科执业范围提出相关规定。同年，教育部等六部门《关于医教协同深化临床医学人才培养改革的意见》（教育部　等，2014），提出将精神医学纳入急需紧缺人才培养。2015年国家卫生计生委出台政策，支持中西部省份加强精神科医师转岗培训，提高服务可及性（国家卫生健康委疾控局，2020）。经过几年努力，全国精神卫生服务能力有了较大提升。经统计（国家卫生计生委，2014；国家卫生健康委，2022），2021年，精神科医师数量为3.24万名，较2013年（1.6万名）增长1.02倍，精神科护士数量为9.3万名，是2013年（3.52万名）的2.64倍；全国每万人精神科床位数量从2013年的2.02张，增加到2021年的5.47张。2020年国家卫生健康委等7部门印发《关于加强和完善精神专科医疗服务的意见》（国家卫生健康委　等，2020），制定了加强精神专科医疗服务体系建设，提升精神专科医疗服务能力，增加精神科医师数量，优化精神科专业技术人员结构，拓展和创新精神医疗服务范围与模式，完善精神专科医疗服务等政策措施。

《精神卫生法》实施后，686项目措施按照法律要求，执行得更为规范。2014年国家卫生计生委办公厅印发《严重精神障碍管理治疗项目实施方案（2014年版）》（国家卫生计生委办公厅，2014b），结合中央补助地方严重精神障碍管理治疗项目经费大幅度提升，要求各地加强对社区居家患者的筛查与诊断、应急处置、康复与护理教育、人员培训、社区随访和管理技术指导、项目质量控制等工作，进一步完善全国精神障碍防治网络，加强防治机构和队伍建设。2015年，经过近2年升级改造，国家严重精神障碍信息管理系统（第 2 期）上线运行（国家卫生健康委疾控局，2020）。系统依托中国疾控中心建设的中国疾病预防控制信息系统在全国铺设的 VPN 网络，将医院诊断治疗与社区康复管理相连接，实现了以社区为单位的患者个案管理，辅之以患者经济状况、家庭状况等信息了解，使社区开展贫困患者医疗救助更加精准有效。在广泛总结各地遵照《精神卫生法》要求，开展社区精神卫生服务经验基础上，2018 年国家卫生健康委修订并印发《严重精神障碍管理治疗工作规范（2018 年版）》（国家卫生健康委，2018），对严重精神障碍的社区精神卫生服务的内容和要求进行再次修订。2019 年《国家卫生健康委办公厅关于县级疾病预防控制等专业公共卫生机构指导基层开展基本公共卫生服务的通知》（国家卫生健康委办公厅，2019），为精神卫生专业机构到社区指导开展严重精神障碍患者健康管理提供政策指导和经费支持。为提高精神卫生规范化医疗服务水平，2020 年国家卫生健康委办公厅印发《精神障碍诊疗规范（2020 年版）》（国家卫生健康委办公厅，2020），规范了 16 大类、100 余种临床常见精神障碍的诊断和治疗要求。

2. 宏观规划精神卫生工作发展

2015 年，国务院办公厅转发国家卫生计生委等 10 部门发布的《全国精神卫生工作规划（2015—2020 年）》（国务院办公厅，2015），对 2015—2020 年的精神卫生工作进行了整体布局。该规划以健全服务体系为抓手，以加强患者救治管理为重点，以维护社会和谐为导向，提出了完善精神卫生综合管理协调机制、基本健全精神卫生服务体系和网络、缓解精神卫生专业人员紧缺、有效落实严重精神障碍救治管理任务、提升常见精神障碍和心理行为问题防治能力和建立心理危机干预队伍、建设精神障碍社区康复服务体系、开展学校心理健康工作等工作内容。"十三五"期间，无论中央财政还是地方财政对精神卫生工作的投入均有显著增加，极大地保障了规划目标实现。

2016 年，中共中央和国务院印发《"健康中国 2030"规划纲要》，专设"促进心理健康"一节，要求加强心理健康服务体系建设和规范化管理，加大全民心理健康科普宣传力度，加强对抑郁症、焦虑症等常见精神障碍和心理行为问题的干预，加强严重精神障碍患者报告登记和救治救助管理，全面推进精神障碍社区康复服务，提高突发事件心理危机的干预能力和水平等，全方位提出了促进心理健康的工作要求。

2022 年，国务院办公厅印发《"十四五"国民健康规划》，从促进心理健康、提高精神卫生服务能力两个方面对精神卫生工作提出要求。在促进心理健康方面，要求健全社会心理健康服务体系，加强心理援助热线的建设与宣传，加强抑郁症、焦虑障碍、睡眠障碍、儿童心理行为发育异常、老年性痴呆等常见精神障碍和心理行为问题干预，将心理危机干预和心理援助纳入突发事件应急预案。在提高精神卫生服务能力方面，要求推广精神卫生综合管理机制，完善严重精神障碍患者多渠道管理服务，按规定做好严重精神障碍患者等重点人群救治救助综合保障，提高常见精神障碍规范化诊疗能力，建立精神卫生医疗机构、社区康复机构及社会组织、家庭相衔接的精神障碍社区康复服务模式。此外，《"十四五"国民健康规划》还对加强妇女和儿童、老年人、职业人群、残疾人等特殊人群的心理健康提出了工作要求。

3. 完善精神卫生服务多部门合作机制

2015 年，国家卫生计生委等 6 部门印发《关于开展全国精神卫生综合管理试点工作的通知》，共同启动了为期 3 年的"全国精神卫生综合管理试点"。试点要求以人口数量在 200 万以上的市（州、区）为单位，以"综合"（服务）和（政策）"创新"为目标，基于社区开展卫生、社会治理、公安、民政、医疗救助、残联等相关部门合作，探索工作模式，健全和完善社区精神卫生服务网络，完善保障制度，发挥多部门合作引领和示范作用。全国共有 30 个省（自治区、直辖市）和新疆生产建设兵团申报了 40 个试点。2015—2017 年，中央财政每年向每个省的试点地区拨款 300 万元，各试点地区根据各自实际情况进行了相应经费配套。通过 3 年的精神卫生综合管理工作，试点地区建立了多部门综合管理机制和工作小组，将多部门的协作机制建立在村 / 居委会、派出所、乡镇等基层单位，使各部门的协同工作更加具体化、可执行，各部门职责也更加明确。试点工作将严重精神障碍综合管理提升到了多部门、全社会群策群力的高度，推动了政府相关部门将精神卫生工作当成自己工作的一部分，真正实现了通力合作（国家卫生健康委疾控局，2020）。

在精神卫生综合管理试点工作推动下，相关部门积极履职尽责，陆续出台了系列政策。2016 年人力资源社会保障部等 5 部门印发了《关于新增部分医疗康复项目纳入基本医疗保障支付范围的通知》，将作业疗法等精神康复项目纳入医保支付范围。同期，社会治理相关部门还出台了支持严重精神障碍患者监护人履行好监护责任的经济支持政策（国家卫生健康委疾控局，2020）。民政部自 2017 年起，出台系列政策大力推进社区精神康复工作。2017 年民政部等 4 部门印发《关于加快精神障碍社区康复服务发展的意见》（民政部 等，2017），推进建立以家庭为基础、机构为支撑的"社会化、综合性、开放式"的精神障碍社区康复服务体系。2020 年民政部联合国家卫生健康委、中国残联印发《精神障碍社区康复服务工作规范》，为充分发挥各级民政、卫生健康和残联等部门和单位的作用，对精神障碍社区康复机构、基层医疗卫生机构、精神卫生专业机构和社会组织在精神障碍社区康复服务工作中的职责、任务、工作流程进行了明确。同年，民政部还联合国家卫生健康委等 4 个部门印发《关于积极推行政府购买精神障碍社区康复服务工作的指导意见》，促进建立政府购买精神障碍社区康复服务的制度。2022年民政部等4部门印发《关于开展"精康融合行动"的通知》，促进建立精神障碍社区康复服务体系。2023年民政部等3部门印发《精神障碍社区康复服务资源共享与转介管理办法》，建立精神卫生医疗康复资源和康复对象间的信息共享和转介服务机制，加强精神障碍社区康复服务资源共享。此外，2021年国务院印发《"十四五"残疾人保障和发展规划》，要求加强精神卫生综合管理服务，广泛开展精神障碍社区康复。

4. 探索社会心理服务路径

2016年，国家卫生计生委等22个部门联合印发《关于加强心理健康服务的指导意见》，提出加快建设心理健康服务体系和心理健康服务网络的目标，通过在机关、企事业单位、学校等建立心理健康服务网络，在城乡社区搭建基层心理健康服务平台，培育社会化的心理健康服务机构，加强医疗机构心理健康服务能力等措施，提升心理健康服务能力。

2018年，国家卫生健康委等10部门启动"全国社会心理服务体系建设试点"，制定工作方案，在全国设立64个社会心理服务体系建设试点市（区），探索如何在党和政府的领导下，开展部门协作，建立健全社会心理服务体系，因地制宜地提供心理健康服务和心理服务疏导与危机干预。在完成对精神卫生综合管理试点3年经费支持后，2018年起中央补助地方精神卫生项目对社会心理服务体系建设试点提供经费支持。

2019年，健康中国行动推进委员会发布《健康中国行动（2019—2030年）》，开展心理健康促进专项行动，进一步明确了个人和家庭改善心理健康的9项措施、社会与政府保障群众心理健康的9项举措。同年，国家卫生健康委等12部门印发《健康中国行动——儿童青少年心理健康行动方案

（2019—2022年）》，要求围绕儿童青少年心理健康成长社会环境，形成学校、社区、家庭、媒体、医疗卫生机构等联动的心理健康服务模式，落实心理行为问题和精神障碍预防干预措施，加强重点人群的心理疏导。

5. 结语

中国经济社会快速发展，政府更加重视精神卫生工作对和谐社会、平安中国、健康中国建设的重要作用。2021年，中央编办批准设立国家心理健康和精神疾病防治中心，该中心为国家卫生健康委管理的直属事业单位，主要承担心理健康和精神卫生防治的理论、政策、标准、规划研究，为国家制定相关的法律法规、政策规划和行业规范等提供技术支持；承担心理健康和精神卫生相关流行病学调查、监测和评估评价工作；协助制定心理健康服务机构和人员的相关技术规范、标准，开展心理健康机构和人员的规范管理，为突发公共事件心理干预、心理援助提供技术支持等工作。

为整体谋划中国疾控事业发展、系统重塑疾控体系、全面提升疾控能力，更好发挥疾控事业在国家整体战略中的重要作用，国家全面实施疾控体系改革，2021年国家疾病预防控制局正式挂牌成立。2022年国家有关部门印发《国家疾病预防控制局职能配置、内设机构和人员编制规定》和《中共中央办公厅 国务院办公厅关于调整国家卫生健康委员会职能配置、内设机构和人员编制的通知》。2021年成立的国家疾病预防控制局将主要聚焦于传染病预防控制和公共卫生监督，以国家卫生健康委疾控局等司局为主体设立。2022年8月原国家卫生健康委疾控局按要求完成工作交接，精神卫生工作职责移交国家卫生健康委医政司负责，灾后心理援助工作移交国家卫生健康委医疗应急司负责。

至此，精神卫生工作与疾病预防控制工作24年共同发展历程告一段落，开启新的征程……

参考文献

毕亮亮.（2007）."多源流框架"对中国政策过程的解释力——以江浙跨行政区水污染防治合作的政策过程为例.公共管理学报，4（2），36-41，123.

薄绍晔.（1999）."社会化、综合性、开放式"精神病防治康复模式之实践.中国健康教育杂志，15（12），7-8，11.

陈光曼.（1999）.李岚清致信中国／世界卫生组织精神卫生高层研讨会.光明日报，1999-11-12.

陈经纬，唐宏宇，谢斌，等.（2013）.精神卫生法律与伦理集中周期式培训的效果.中国心理卫生杂志，27（8），573-577.

陈为富.（2009）.我国社区精神卫生服务发展状况及对策研究（硕士学位论文）.济南：山东大学.

陈希希，肖水源.（2004）.我国农村社区精神疾病防治的发展现状及展望.实用预防医学，11（1），205-206.

陈向明.（1997）.质的研究中的"局内人"与"局外人".社会学研究，（6），80-89.

陈向明.（2008）.质性研究的新发展及其对社会科学研究的意义.教育研究与实验,（2）,14-18.

陈向明.（2000）.质的研究方法与社会科学研究.北京：教育科学出版社.

陈向明.（2010）.范式探索：实践—反思的教育质性研究.北京大学教育评论,8（4）,40-54,188.

陈一鸣.（2011）.精神医学早期的故事.精神医学杂志,24（1）,64-66.

陈奕.（2011）.多源流理论视角下城镇企业养老保险政策延展研究——以武汉市为样本（博士学位论文）.武汉：华中师范大学.

陈禹.（2001）.复杂适应系统（CAS）理论及其应用——由来、内容与启示.系统辩证学学报,9（4）,35-39.

陈云华,吴龙玉.（2014）.文化 社会文化变迁与精神卫生.现代医药卫生,30（14）,2233-2234.

陈悦能,王飞,蔡文云.（2012）.农村地区居民精神疾病的"四位一体"管理模式探讨.中国农村卫生事业管理,32（4）,388-389.

扫码查阅全部参考文献

后　记

本书源自 2019 年我的博士毕业论文。

我 1987 年从医科大学毕业。1998—2013 年在卫生部从事精神卫生工作 15 年，其间担任精神卫生处处长 7 年。本书从亲历者角度，对 1998—2013 年社区精神卫生服务在中国重启到写进《精神卫生法》的不凡历程进行归纳总结，并基于公共政策视角研究分析、提炼其理论价值。

本书主要研究的政策时间段截至《精神卫生法》2013 年生效实施。由于受研究对象在时间范围上的局限，未能在正文补充 2014 年以后的政策演进研究。在本书出版时，特撰写"2014—2023 年中国精神卫生政策发展简述"作为附录 4。2021 年国家疾控体系改革，国家卫生健康委疾控局加入国家疾控局，2022 年精神卫生工作从疾控局移交国家卫生健康委医政司，其中的灾后心理援助工作移交国家卫生健康委医疗应急司。

1998—2022 年我国精神卫生工作与疾病预防控制工作相伴发展 24 年，本书有幸记录了这段难得的中国公共卫生发展历史。

医学是实践的科学，公共卫生更是如此。在我国疾病预防控制领域，20 世纪 50 年代后大批公共卫生工作者前赴后继，创造了引以为傲的疾病预防控制尤其是传染病预防控制的辉煌战绩。这些成绩尽管在疾病预防控制方面已有许多经验总结和理论提炼，但是，在社会发展、公共政策研究等方面的探索却不太多。究其原因，多为医学有其自成一体又相对独立的实践和话语体系，非医者虽想入却难寻其径，而医者又怵于社会科学、政策科学的浩瀚知识海洋不敢跨界前行。

公共卫生的教育背景，加上长期在国家卫生行政管理岗位的工作经历，让我更加关注严重精神障碍患者这一社会特殊群体的生存状况，内心充满着尽绵薄之责的激情。从事精神卫生工作的 15 年间，我与那些有着同样理想、同样工作热情与干劲的精神卫生同仁，一起克服困难，一路披荆斩棘，为国家精神卫生事业发展奉献了绵薄之力。本书写作时间历经 6 年，在成文过程中，我深刻地体会到了"跨界"的痛苦。在此，衷心感谢支持并助我实现心愿的精神卫生同行者们和国家精神卫生项目办公室的伙伴们，衷心感谢助我转换思维视角并完成本书的我的导师和公共政策研究师长们，深深地感谢无论是在工作上还是在学业上都默默支持我的家人们！

现在本书终于呈现在读者面前，希望书中记录的我国社区精神卫生服务发展历史，能够给广大精神卫生从业者、精神科医学生、医学史研究人员提供翔实的资料；希望书中提炼与阐述的中国社区精神卫生政策发展理论，能够为公共卫生政策制定者、公共政策研究者提供中国公共（卫生）政策研究案例；希望书中呈现的以社区精神卫生政策发展为样板的案例，能够为其他公共卫生和疾病预防控制领域的政策发展提供借鉴。

严　俊

2024 年 5 月 8 日